腎性低尿酸血症
診療ガイドライン

監修
日本痛風・核酸代謝学会

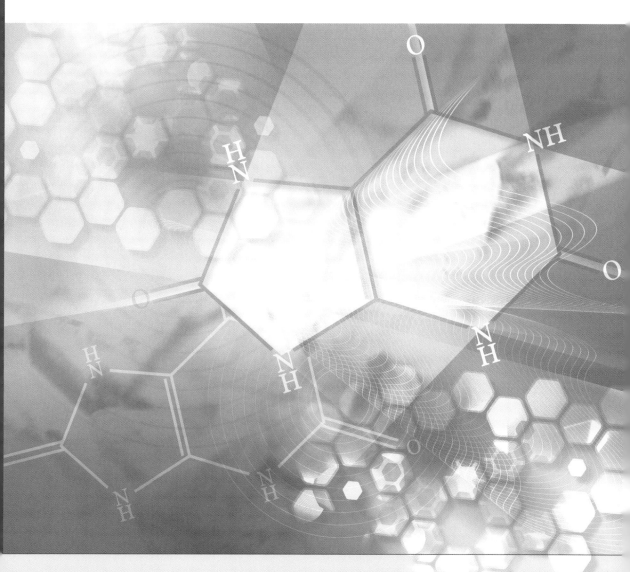

メディカルレビュー社

2017年 第1版

本ガイドラインのエッセンス

➢ 腎性低尿酸血症（RHUC）の診療アルゴリズム

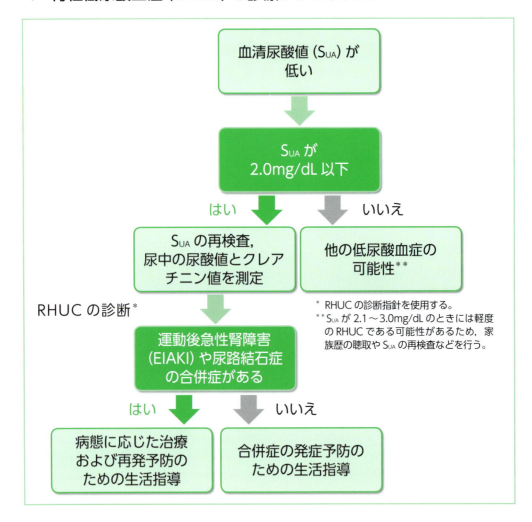

➢ クリニカルクエスチョン（CQ）と推奨の一覧

CQ1：血清尿酸値が2.0mg/dL以下の場合には低尿酸血症の鑑別診断をするべきか？
推奨1：低尿酸血症の鑑別診断をすることを強く推奨する。
CQ2：腎性低尿酸血症患者において，運動後急性腎障害の予防のために，薬物療法としてキサンチンオキシドレダクターゼ阻害薬は投与されるべきか？
推奨2：明確には推奨できない。 ただし，投与により発症や再発を予防できる可能性があることから，特にリスクを持つ患者（既往のある患者や運動選手など）に対しては益と害を十分に勘案し，適応を決めるべきである。

➤ 腎性低尿酸血症の診断指針

必須項目：1および2を継続的に認め，3を満たすこと。
1．血清尿酸値（S_{UA}）2.0mg/dL 以下の低尿酸血症を認める＊。
2．尿中尿酸排泄率（FE_{UA}）または尿酸クリアランス（C_{UA}）の上昇を認める＊＊。
3．他の低尿酸血症（別表）を否定できる。
＊S_{UA} 2.1〜3.0mg/dL の場合も，軽度の腎性低尿酸血症（RHUC）の可能性は否定できない。特に，以下の参考項目1）〜3）のいずれかを認めた場合は，RHUC の可能性を考慮して，必須項目1と2について再検査を行うことが望ましい。 ＊＊FE_{UA} と C_{UA} の正常値はそれぞれ 8.3（5.5〜11.1）% および 11.0（7.3〜14.7）mL/分である。

参考項目：
1）RHUC の病因遺伝子（*URAT1/SLC22A12* 遺伝子，*GLUT9/SLC2A9* 遺伝子）の変異を認める。
2）運動後急性腎障害（EIAKI）の既往がある＊＊＊。
3）RHUC の家族歴を認める。
＊＊＊EIAKI 発症時は S_{UA} の低値を認めないことがあるため，発症前や軽快後の S_{UA} を確認する。

➤ 別表：腎性低尿酸血症の鑑別疾患（主な低尿酸血症の成因）

1. 尿酸排泄亢進型低尿酸血症		2. 尿酸産生低下型低尿酸血症	
1）	腎性低尿酸血症（RHUC）	1）	キサンチン尿症（タイプ I, II）
2）	ファンコニー症候群	2）	モリブデンコファクター欠損症
3）	ウィルソン病	3）	PNP 欠損症
4）	抗利尿ホルモン不適合分泌症候群（SIADH）	4）	PRPP 合成酵素活性低下症
5）	悪性腫瘍	5）	特発性尿酸産生低下型低尿酸血症
6）	糖尿病	6）	重症肝障害
7）	薬物（ベンズブロマロン，プロベネシドなど）	7）	薬物（アロプリノールなど）
8）	妊娠	8）	るいそう（低栄養状態）
9）	難治性下痢		

CONTENTS

本ガイドラインのエッセンス ……………… 2
序文 ……………… 6
略語一覧および用語統一 ……………… 8

緒　言	本ガイドラインの必要性と目標 ……………………………… 10
	ガイドラインの策定方法 ……………………………………… 12

第1章	診療アルゴリズム ……………………………………………… 19
第2章	腎性低尿酸血症の疫学 ………………………………………… 20
第3章	腎性低尿酸血症の病態 ………………………………………… 24
第4章	腎性低尿酸血症の診断指針と検査，鑑別 ………………… 28
第5章	腎性低尿酸血症の合併症（運動後急性腎障害）………… 32
第6章	腎性低尿酸血症の合併症（尿路結石症）………………… 36
第7章	クリニカルクエスチョンと推奨 …………………………… 40
付　録	アスリートの患者よりガイドラインによせて ………… 44

ガイドライン作成委員一覧

(氏名・所属機関・専門分野)

委員長

四ノ宮 成祥　　防衛医科大学校分子生体制御学講座 教授
　　　　　　　　（分子生物学，臨床遺伝学分野）

委員（五十音順。*印は一般社団法人 日本痛風・核酸代謝学会の委嘱学会員）

市田 公美*　　東京薬科大学 病態生理学教室 教授（腎臓内科学分野）

太田原 顕　　山陰労災病院 第三循環器科 部長（臨床高血圧分野）

荻野 和秀　　鳥取大学医学部附属病院 検査部 准教授
　　　　　　　（循環器内科学分野）

中山 昌喜　　防衛医科大学校 分子生体制御学講座 研究科学生
　　　　　　　（分子生物学分野）

箱田 雅之*　　安田女子大学家政学部 管理栄養学科 教授（疫学分野）

浜田 紀宏　　鳥取大学医学部 地域医療学 准教授
　　　　　　　（老年医学，臨床高血圧，循環器内科学分野）

久留 一郎*　　鳥取大学大学院 医学系研究科 再生医療学分野 教授
　　　　　　　（生化学，循環器内科学，再生医療分野）

細山田 真*　　帝京大学薬学部 人体機能形態学研究室 教授（薬理学分野）

松尾 洋孝　　防衛医科大学校 分子生体制御学講座 講師
　　　　　　　（臨床遺伝学分野，分子遺伝疫学分野）

山口 聡*　　　北彩都病院 副院長・尿路結石センター長
　　　　　　　（尿路結石症，尿酸代謝分野）

外部評価委員

高橋 昌里　　一般社団法人 日本小児腎臓病学会 前理事長
　　　　　　　日本大学医学部 小児科学系小児科学分野 教授

序文　ガイドライン作成によせて

　腎性低尿酸血症は，腎臓における尿酸の再吸収不全に起因する文字通り低尿酸血症を主徴とする病態である。原因解明についての試みがなされ，これまでに病因遺伝子として urate transporter 1（*URAT1/SLC22A12*）と glucose transporter 9（*GLUT9/SLC2A9*）の2つが明らかになってきており，それぞれ1型と2型に分類されている。しかし，それ以外にも原因が特定されていないものがある一定の割合で存在する。

　腎性低尿酸血症に関する厚生労働省の研究班は，平成22（2010）年度～平成23（2011）年度の間，厚生労働科学研究費補助金による難治性疾患克服研究事業として「腎性低尿酸血症の全国的実態把握（研究代表者：四ノ宮成祥）」を行った。平成24（2012）年度には，その枠組みを厚生労働科学研究費補助金による難治性疾患等克服研究事業のうち「腎・泌尿器系の希少難治性疾患群に関する調査研究（研究代表者：飯島一誠）」へと移し，研究分担者として「腎性低尿酸血症の全国的実態把握」についての調査研究を平成25（2013）年度まで継続した。

　一連の研究により，腎性低尿酸血症の原因や疾患病態が徐々に明らかになっていく一方で，医療関係者内における本疾患の全国的な認知度はまだまだ低く，疾患像のさらなる解明や治療・予防法の確立につなげるためには，統一的な指針を明示して周知する必要があるのではないかという結論に達した。そこで，平成26（2014）年度～平成28（2016）年度にかけての3年間の事業として計画されている厚生労働科学研究費補助金による難治性疾患等政策研究事業「腎・泌尿器系の希少・難治性疾患群に関する診断基準・診療ガイドラインの確立（研究代表者：飯島一誠）」の研究分担者として，「腎性低尿酸血症診療ガイドライン」を作成することになった。本ガイドラインは，関連学会である日本痛風・核酸代謝学会の支援を受けて共同編集することとなり，その後，同学会の監修により出版する運びとなった。

　先にも述べた通り，診療ガイドラインの策定は疾患の周知を図ることにより，さらなる実態の解明に迫り，よりよい治療や予防の手段が患者に届けられることを目的とするものである。しかし，これまでの腎性低尿酸血症の原因病態に関する解析や臨床症例提示並びに診断・治療に関する記載については，その報告数が限られており，知見として取り扱うに足る研究成果には限りがある。このような中で，診療ガイドラインを提示することは，それをもとに近い将来全国の研究者や臨床家から得られるであろう情報を新たな知見として収集し，フィードバックによるさらなるガイドラインの改訂につなげようとする第一歩でもある。したがって，本診療ガイドラインは，現時点での最善の基準を検討したものであるが，絶対的な規則ではないし，すべて患者に適用できるものでもない。このように，本ガイドラインが実際の診療の場における医療者の裁量を否定するものではない一方で，公益財団法人日本医療機能評価機構の医療情報サービス Minds（Medical Information Network Distribution Service：マインズ）に準拠してでき得る限りでの最善を尽くしたことも事実である。

　本診療ガイドラインは世界に先駆けて日本で最初に作られたものであり，これを機に腎性低尿酸血症の研究と臨床診療が大きく発展することを切望する。

　本診療ガイドラインの策定にあたり，研究費補助金の支援をいただいた厚生労働省，難治性疾患等政策研究事業「腎・泌尿器系の希少・難治性疾患群に関する診断基準・診療ガイドラインの確立」の研

究代表者として研究統括いただいた神戸大学大学院医学研究科内科系講座小児科学分野 飯島一誠教授，並びに共同編集に快く応じていただいた一般社団法人日本痛風・核酸代謝学会の細谷龍男理事長をはじめ理事，関係者の方々に深謝いたします。そして，外部評価としてコメントをいただいた一般社団法人日本小児腎臓病学会の高橋昌里前理事長，並びにパブリックコメントをいただいた方々に御礼申し上げます。また，本ガイドライン策定にあたって多大なる労力を割いていただいた執筆者各位，並びに患者の立場からご意見をいただきました山口芽生氏に心から感謝いたします。

2017年2月

腎性低尿酸血症診療ガイドライン作成委員長　四ノ宮　成祥

略語一覧および用語統一

略語	英語名	日本語名
ADP	adenosine diphosphate	アデノシン二リン酸
AKI	acute kidney injury	急性腎障害
ALPE → "EIAKI" に統一	acute renal failure with severe loin pain and patchy renal ischemia after anaerobic exercise	運動後急性腎不全
AMP	adenosine monophosphate (adenylic acid)	アデノシン一リン酸（アデニル酸）
APRT	adenine phosphoribosyltransferase	アデニンホスホリボシルトランスフェラーゼ（アデニンホスホリボシル転移酵素）
ARF → "AKI" に統一	acute renal failure	急性腎不全
ATP	adenosine triphosphate	アデノシン三リン酸
C_{Cre}	creatinine clearance	クレアチニンクリアランス
C_{UA}	uric acid clearance	尿酸クリアランス
C_{UA}/C_{Cre} → "FE_{UA}" に統一	uric acid clearance/ creatinine clearance ratio	尿酸クリアランス／クレアチニンクリアランス比
CKD	chronic kidney disease	慢性腎臓病
EIAKI	exercise-induced acute kidney injury	運動後急性腎障害
EIARF → "EIAKI" に統一	exercise-induced acute renal failure	運動後急性腎不全
FE_{UA}	fractional excretion of uric acid	尿中尿酸排泄率（尿酸排泄分画）
GLUT9/SLC2A9	glucose transporter 9/solute carrier family 2, member 9	GLUT9/SLC2A9
GDP	guanosine diphosphate	グアノシン二リン酸
GMP	guanosine monophosphate (guanylic acid)	グアノシン一リン酸（グアニル酸）
GTP	guanosine triphosphate	グアノシン三リン酸
HPRT	hypoxanthine phosphoribosyltransferase	ヒポキサンチンホスホリボシルトランスフェラーゼ（ヒポキサンチンホスホリボシル転移酵素）
IMP	inosine monophosphate (inosinic acid)	イノシン一リン酸（イノシン酸）
MIM	Mendelian Inheritance in Man database	［データベース名］
NSAIDs	non-steroidal anti-inflammatory drugs	非ステロイド性抗炎症薬

OMIM →"MIM"に統一	Online Mendelian Inheritance in Man database	[オンラインデータベース名]
PNP	purine nucleoside phosphorylase	プリンヌクレオシドホスホリラーゼ
PRES	posterior reversible encephalopathy syndrome	可逆性後頭葉白質脳症
PRPP	phosphoribosyl pyrophosphate	ホスホリボシルピロリン酸
RHUC	renal hypouricemia	腎性低尿酸血症
RHUC1	renal hypouricemia type 1	腎性低尿酸血症1型
RHUC2	renal hypouricemia type 2	腎性低尿酸血症2型
rs（数字）	reference SNP ID number	[SNPのID番号]
SNP	single nucleotide polymorphism	一塩基多型
S_{Cre}	serum creatinine level	血清クレアチニン値 （血清クレアチニン濃度）
S_{UA}	serum uric acid level	血清尿酸値（血清尿酸濃度）
URAT1/SLC22A12	urate transporter 1/solute carrier family 22, member 12	URAT1/SLC22A12
U_{Cre}	urinary creatinine level	尿中クレアチニン値 （尿中クレアチニン濃度）
U_{UA}	urinary uric acid level	尿中尿酸値（尿中尿酸濃度）
UOX	urate oxidase (uricase)	尿酸オキシダーゼ （尿酸酸化酵素，ウリカーゼ）
XDH →"XOR"に統一	xanthine dehydrogenase	キサンチンデヒドロゲナーゼ （キサンチン脱水素酵素）
XO →"XOR"に統一	xanthine oxidase	キサンチンオキシダーゼ （キサンチン酸化酵素）
XOR	xanthine oxidoreductase	キサンチンオキシドレダクターゼ （キサンチン酸化還元酵素）

注1）キサンチンデヒドロゲナーゼ（XDH）は，キサンチンオキシドレダクターゼ（XOR）の一形態（脱水素酵素型）であり，生体内ではXDHとして存在する．キサンチンオキシダーゼ（XO）も，キサンチンオキシドレダクターゼ（XOR）の一形態（酸化酵素型）であり，ある条件下でXDHから変換される．なお，『高尿酸血症・痛風の治療ガイドライン』（第2版）では，XOR阻害薬は「尿酸生成抑制薬」の名称で記載されている．

注2）本ガイドラインでは，慣例に従い遺伝子名は斜体で表記している．

緒言　本ガイドラインの必要性と目標

腎性低尿酸血症の概念と研究の発展

　腎性低尿酸血症は，腎臓の尿酸再吸収機能異常が原因となって起きる低尿酸血症のことであり，キサンチン尿症やプリンヌクレオシドホスホリラーゼ欠損症（PNP欠損症）などの先天性プリン代謝異常症に伴うものや悪性腫瘍に起因するものなど二次的要因は含まない。
　本疾患の特徴の1つは，その名の通り，尿酸値が低値を示す点にある。低尿酸血症（hypouricemia）を示す患者の存在は1950年にPraetoriusら[1]によって初めて報告されているが，1972年にはGreeneら[2]により「遺伝性の尿細管における尿酸再吸収機能異常」という特徴とともに症例報告され，日本からは1975年にAkaokaら[3]が初めて報告した。当初より日本人およびユダヤ人に多い疾患と考えられており[4]，我が国での研究はこの疾患の理解に大きく貢献してきた。例えば，Ishikawaら[5,6]は腎性低尿酸血症に合併する腎障害（運動後急性腎障害）をその症状からALPE（Acute renal failure with severe Loin pain and Patchy renal ischemia after anaerobic Exercise）と命名し詳細な研究報告を行った。また，原因遺伝子（後述）は日本人患者から日本人研究者が同定している[7,8]。このように，本疾患の研究の発展において，日本は大きな役割を果たしてきた。

腎性低尿酸血症の分類

　血液中の尿酸は腎糸球体から原尿として一旦尿細管中に排出されるが，近位尿細管上皮に発現しているURAT1/SLC22A12やGLUT9/SLC2A9などの尿酸トランスポーターを介して再吸収される。これらのトランスポーターの機能不全が腎性低尿酸血症の原因となる。*URAT1/SLC22A12*遺伝子の"W258X"機能消失変異[7]および*GLUT9/SLC2A9*遺伝子の2つの機能消失型変異"R198C"変異と"R380W"変異[8]が同定され，*URAT1/SLC22A12*遺伝子に起因するものを腎性低尿酸血症1型（MIM：220150），*GLUT9/SLC2A9*遺伝子に起因するものを腎性低尿酸血症2型（MIM：612076）と呼ぶようになった。
　腎性低尿酸血症は，健康診断などで血清尿酸値が低いことから偶然に発見されることが多いが，臨床上は尿路結石および運動後急性腎障害のリスクに関連する。

ガイドライン策定の必要性

　これまでの調査研究で，腎性低尿酸血症は一般の日本人の中におよそ0.2～0.5％程度の割合で存在するものと推測されるが，腎性低尿酸血症という病態概念の認識は，まだまだ一般医療や健康診断には浸透しておらず，症状として顕性化しない限り対応がなされることは稀で，しかも対処法は個々の臨床現場独自の判断に任されている。このような背景のもと，診断や治療など実際に患者個人にかかわる医療業務を行うにあたり，分かりやすい基準や具体的指針が必要となる。そこで今回，「腎性低尿酸血症診療ガイドライン」を策定して明確な診断指針を示し，認知度の向上を図るとともに，臨床的対処の指標を提供することとした。このような取り組みにより，腎性低尿酸血症の実態の全国的な把握や，1型，2型のいずれにも属さない原因不明のものについての検索など，さらなる病態把握につながる可能性も考えられる。これらの点が，ガイドライン策定必要性の根拠要因となった。

目標

　腎性低尿酸血症の診療を円滑に行うためには，何よりも診断基準の明確化が必要であり，これが第1の目標である。これにより，血液検査結果を的確に判断することができ，診断確定のためにどのような検査が必要となるのかを迅速に決定できる。もう1つは，キサンチンオキシドレダクターゼ阻害薬を含めた治療薬・予防薬の効果と，それらの患者使用への是非を明確にし，今後の医療方針に目鼻をつけるという狙いがある。

　診療ガイドラインの運用をもって初めて医療関係者への周知とそれに基づく正確な実態の把握が可能となってくる。また，これに引き続く種々の解析や診療現場へのフィードバックを行うことにより，さらなる疾患の実態の解明につながる側面を有する。

　腎性低尿酸血症で見られる末梢血液中や尿細管内での病態生理が，なぜ運動後急性腎障害や腎・尿管結石といった臨床的症候につながるのか，激しい運動など腎に急速な負荷がかかる事象の認識とその対応についての十分な根拠を示すための研究がなされなければならない。また，薬剤の効果メカニズム，使用による利点，有害事象の有無などについての調査を尽くさなければならない。合併症の頻度，要因，条件などを明確にすることが適切な予防につながる第一歩となる。本ガイドラインの狙いの1つは明確にこの点にある。

展望

　先にも述べた通り，医療従事者や患者などの関係者を対象に本診療ガイドラインを明示することにより，諸外国に比して腎性低尿酸血症の疾患頻度が比較的高いと考えられる日本国内においてその実態解明が進むとともに，これまで未発見であった1型，2型のいずれにも属さない新たな遺伝因子の発見につながる可能性は高まるであろう。また，診断や治療などの対処法が比較的明確な既存の症例群のみならず，これまで対処が曖昧であった症例に対する新たな治療法・予防法へとつなげられることにも期待したい。

　本ガイドライン策定にあたっては，科学的根拠を最大限に確保すべく，『Minds診療ガイドライン作成マニュアル』に準拠した形で進めた。策定メンバーとして加わっていただいた諸氏に感謝申し上げるとともに，Mindsからの多大なご支援，ご助力に対しても改めて深謝の意を表したい。

腎性低尿酸血症診療ガイドライン作成委員長　　四ノ宮　成祥

文献
1) Praetorius E, Kirk JE. Hypouricemia：with evidence for tubular elimination of uric acid. J Lab Clin Med. 1950；**35**：865-8.
2) Greene ML, Marcus R, Aurbach GD, et al. Hypouricemia due to isolated renal tubular defect. Dalmatian dog mutation in man. Am J Med. 1972；**53**：361-7.
3) Akaoka I, Nishizawa T, Yano E, et al. Familial hypouricaemia due to renal tubular defect of urate transport. Ann Clin Res. 1975；**7**：318-24.
4) Suzuki T, Kidoguchi K, Hayashi A, et al. Genetic heterogeneity of familial hypouricemia due to isolated renal tubular defect. Jinrui Idengaku Zasshi. 1981；**26**：243-8.
5) Ishikawa I. Acute renal failure with severe loin pain and patchy renal ischemia after anaerobic exercise in patients with or without renal hypouricemia. Nephron. 2002；**91**：559-70.
6) 石川　勲．運動後急性腎不全（ALPE）．痛風と核酸代謝．2010；**34**：145-57.
7) Enomoto A, Kimura H, Chairoungdua A, et al. Molecular identification of a renal urate anion exchanger that regulates blood urate levels. Nature. 2002；**417**：447-52.
8) Matsuo H, Chiba T, Nagamori S, et al. Mutations in glucose transporter 9 gene SLC2A9 cause renal hypouricemia. Am J Hum Genet. 2008；**83**：744-51.

ガイドラインの策定方法

1. 目的および想定される利用者・施設，注意点

本ガイドライン策定の主な目的は，①腎性低尿酸血症（RHUC）の診断・治療方針，および合併症の予防法における臨床決定を支援すること，②ガイドラインを通して医療従事者への啓発を行うこと，の2点である。

本ガイドラインは，特に血清尿酸値（S_{UA}）が低くRHUCが疑われる日本人（乳児を除く）およびRHUC患者を運用対象と想定し，日本の一次〜二次医療機関における医療従事者を利用者と想定して策定した。そのために必要な情報や臨床上留意すべき点について分かりやすくまとめることを基本とした。しかしながら，臨床現場での意思決定はあくまでも医療従事者と患者間の合意に基づいて行われるものであり，ガイドラインにおける記載・推奨の一律の適用を求めるものではない。

本ガイドラインの策定には患者代表の方にもご協力いただき，貴重なコメントを掲載してもらった。将来的な改訂では，今後見出されるエビデンスを反映していくことに加え，患者側の希望も反映する方向で検討する予定である。

2. 作成委員および利益相反（COI）

作成委員の所属・氏名は別に示した通りであり，全員，日本痛風・核酸代謝学会会員である。

作成委員が，ガイドライン作成着手の2年前から作成終了までの期間（2012年10月1日〜2017年2月17日）において，『腎性低尿酸血症診療ガイドライン』策定内容に関連する企業（または組織，団体）との経済的関係について，以下の基準に従い開示する。

① 役員・顧問職（100万円以上／年；委員本人または家族）
② 株（100万円以上／年；委員本人または家族）
③ 特許権使用料（100万円以上／年；委員本人または家族）
④ 講演料（100万円以上／年；委員本人）
⑤ 原稿料（100万円以上／年；委員本人）
⑥ 研究費（受託・共同研究費）（100万円以上／年；委員本人）
⑦ 奨学（奨励）寄付金（100万円以上／年；委員本人）
⑧ 寄附講座［所属（専任）の有無］
⑨ その他特記事項（100万円以上／年；委員本人または家族）

COIの開示に際しては，上記の基準に従い各委員が自主申告した企業（または組織，団体）の名称をリストとして提示するものとし，各委員の個別の情報は開示しない。

上記の基準に従って，ガイドライン作成委員のいずれかが該当するCOIを以下に列挙する。
① なし
② なし
③ なし
④ 帝人ファーマ株式会社，株式会社三和化学研究所，株式会社富士薬品
⑤ なし
⑥ 帝人ファーマ株式会社，株式会社三和化学研究所，株式会社富士薬品
⑦ 帝人ファーマ株式会社，株式会社三和化学研究所，株式会社富士薬品，鳥居薬品株式会社
⑧ なし
⑨ なし

上記のCOIを受けて，以下の対応を行った。
- COIを有する委員を代表者にしない。
- COIを有する委員数を全委員数の2/3以上にしない。
- COIを有する委員を関連するシステマティック・レビューの担当にしない。
- 推奨作成時には，特定の人物の意向が反映しないようにデルファイ法を合意形成方法として採用する。

なお，ガイドライン作成委員長はガイドライン作成を統括総覧する立場にあるため，COIに関して個別に明確化する必要があり，上記①〜⑨に該当する開示すべき情報はないことをここに明記する．

上記COIを加味し，作成組織について以下の役割分担と委員の指名を行った（下線は各チームの代表者）．

・ガイドライン統括委員会
　<u>四ノ宮</u>，久留，市田
・ガイドライン作成グループ
　<u>市田</u>，松尾，箱田，山口，中山
・システマティック・レビューチーム
　<u>四ノ宮</u>，細山田，荻野，浜田，太田原
・ガイドライン事務局　<u>松尾</u>，中山

3. 作成資金

本ガイドラインは，厚生労働科学研究費補助金（難治性疾患政策研究事業）「腎・泌尿器系の希少・難治性疾患群に関する診断基準・診療ガイドラインの確立（研究代表者：飯島一誠）」研究班の中の「腎性低尿酸血症［平成26〜28（2014〜2016）年度］」分担研究費により作成された．それ以外の資金供与は受けていない．

4. 作成工程

1）本ガイドラインの策定にあたり，2014年および2016年に発行された「Minds診療ガイドライン作成マニュアル（Ver. 1.0, 1.1および2.0）」を参考とした．
2）2014年7月，平成26（2014）年度厚生労働科学研究費補助金（難治性疾患政策研究事業）「腎・泌尿器系の希少・難治性疾患群に関する診断基準・診療ガイドラインの確立」研究班の「腎性低尿酸血症」担当者が日本痛風・核酸代謝学会にガイドラインの共同編集についての要望書を提出し，同年9月に同学会理事会において承認された．これを受けて合同の作成組織が編制された．委員は全員が公益財団法人日本医療機能評価機構・Mindsガイドラインセンターの主催する「診療ガイドライン作成ワークショップ」を受講，または同講義の動画を視聴した．
3）委員間の連絡は，通常時はメールを基本としたが，緊密な連携並びに重要事項に関する意見交換を促進するため，下記の通り定期的に全体会議を開催した．
　第1回：2015年2月19日（木）
　　京王プラザホテル（東京都）
　第2回：2016年2月19日（金）
　　千里ライフサイエンスセンター（大阪府）
　第3回：2017年2月17日（金）
　　京王プラザホテル（東京都）
4）ガイドライン作成グループは，スコープおよび重要臨床課題とクリニカルクエスチョン（Clinical Question；CQ）を作成した．これらは，第1回全体会議において確認を受けた後，承認された（**表1**，**表2**；表中のOutcomesのリストには最終的に採用されたCQのみを記載した．なお，「重要度」は1〜10点で評価している）．
5）システマティック・レビューチームは下記の方法で文献検索を行った．
　・検索対象：個別研究論文については，Medline/PubMed，医学中央雑誌（医中誌）の各データベース．システマティック・レビュー論文，メタアナリシス論文については，Medline/PubMed，The Cochrane Library［The Cochrane Database of Systematic Reviews（CDSR）を含む］，UpToDate，The Database of Abstracts of Reviews of Effects（DARE）の各データベース．いずれも英語または日本語文献のみ検索した．
　・期間：1966年〜2014年12月31日．
　・エビデンスタイプ：システマティック・レ

ビュー論文，メタアナリシス論文，個別研究論文をこの優先順位で検索した。個別研究論文としては，ランダム化比較試験，非ランダム化比較試験，観察研究を検索の対象とした。検索の結果，エビデンスレベルの高い文献がなかった場合には，症例報告についても検索の対象とした。

・検索の方針：介入の検索に際しては，PICOフォーマットを用いる（表1，表2）。PとIの組み合わせが基本で，時にCも特定す

表1　CQ1の設定

重要臨床課題 (Key Clinical Issue)

重要臨床課題1：腎性低尿酸血症 (RHUC) の診断
　低尿酸血症は健診などの際に偶然見出されることのある所見の1つである。RHUCの特徴の1つに「血清尿酸値 (S_{UA}) の低値」が挙げられるが，RHUCを疑うべき S_{UA} 値については明確な基準がなかった。これまでに低尿酸血症について「S_{UA} が 2 mg/dL 以下」と定義しているものや，「S_{UA} が 3 mg/dL 以下」と定義しているものなど様々な報告があることから，低尿酸血症の1つであるRHUCの診断に有用なカットオフ値についての検討が必要である。

CQの構成要素

P (Patients, Problem, Population)

性別	指定なし
年齢	乳児を除く
疾患・病態	低尿酸血症 (RHUCの確定診断前)
地理的要因	特になし
その他	日本人を中心とする

I (Interventions) / C (Comparisons, Controls, Comparators) のリスト

- S_{UA} が 2 mg/dL 以下で低尿酸血症の鑑別診断を行う
- S_{UA} が 3 mg/dL 以下で低尿酸血症の鑑別診断を行う
- S_{UA} が 4 mg/dL 以下で低尿酸血症の鑑別診断を行う

O (Outcomes) のリスト

	Outcome の内容	益か害か	重要度 (点)
O1	RHUCを疑う有力な所見	益	8

作成したCQ

CQ1：血清尿酸値が 2.0mg/dL 以下の場合には低尿酸血症の鑑別診断をするべきか？

ガイドラインの策定方法

表2　CQ 2の設定

重要臨床課題 (Key Clinical Issue)

重要臨床課題2：腎性低尿酸血症 (RHUC) の合併症の予防方針
　RHUCの患者は，運動後急性腎障害 (EIAKI) や尿路結石などの合併症を繰り返し発症することが多い。予防法として，「日常生活（特に運動前）における飲水を増やす」，「過激な運動は行わないよう制限する」，「非ステロイド性抗炎症薬内服時の運動制限」などの生活指導を行う。また，薬物療法として，尿路結石予防のための尿アルカリ化薬の使用に加え，EIAKI予防のため運動前にキサンチンオキシドレダクターゼ (XOR) 阻害薬を投与することが提唱されている。しかし，XOR阻害薬の有効性については不明であり，その臨床効果を検討する必要がある。

CQの構成要素

P (Patients, Problem, Population)

性別	指定なし
年齢	乳児を除く
疾患・病態	RHUC
地理的要因	特になし
その他	日本人を中心とする

I (Interventions) / C (Comparisons, Controls, Comparators) のリスト

- XOR阻害薬（アロプリノール，フェブキソスタット，トピロキソスタット）
- 他の薬物
- 無投薬

O (Outcomes) のリスト

	Outcomeの内容	益か害か	重要度（点）
O1	EIAKIの発症・再発	害	10
O2	XOR阻害薬による有害事象	害	7

作成したCQ

CQ2：腎性低尿酸血症患者において，運動後急性腎障害の予防のために，薬物療法としてキサンチンオキシドレダクターゼ阻害薬は投与されるべきか？

る。Oについては特定しない。1つのCQにつき2名の担当委員が独立して文献検索とスクリーニングを行う。委員が特に必要と考えた場合には，検索結果外の文献からも採用可とする。検索された文献については，CQに合う文献を絞り込むため，まず題名と抄録を読んで一次スクリーニングを行う。2名の委員が抽出した全文献は別の委員により統合され，再度，各委員が文献の本文全体を読み二次スクリーニングを行う。その結果選別された文献を採用文献とする。

・その他：先行ガイドラインの検索として，National Guideline Clearinghouse（NGC），NICE Evidence Search, International Guideline Library, Mindsガイドラインセンターの各データベースを2015年6月1日に検索したが，該当するものはなかった。また，臨床研究などの検索としてGrey Literature Report, Open Grey, ClinicalTrials.gov, Virtual Health Library, World Health Organization（WHO），UMIN臨床試験登録システム，国立保健医療科学院の各データベースを2015年6月1日に検索したが，RHUCに関連するものはなかった。

6）文献検索の結果は以下の通りである。

CQ1においては，文献検索の結果545件が見出され，スクリーニングの結果455件が採用文献とされた。CQ2においては，文献検索の結果54件が見出され，スクリーニングの結果43件が採用文献とされた。いずれの文献も，症例報告や横断的研究，専門家の意見などのエビデンスレベルの低い文献であった。各文献についてPICOなどの一覧表を作成し，これをもとにシステマティック・レビューレポートが作成された。

7）ガイドライン作成グループは，システマティック・レビューチームから提出されたレポートをもとに推奨，およびその強さを第2回全体会議において決定した。合意形成にはデルファイ法を用いることを予定していたが，推奨案に対して全会一致したため，用いられなかった。この結果をもとにガイドラインの草案が作成された。

8）本ガイドラインの作成目的の1つに医療従事者への啓発がある。このため，CQに加えて，全委員が分担して教科書的記述を追加した。これらのすべての記述に対し，他の委員による査読がなされた。

システマティック・レビューにおいても，教科書的記述項目においても，RHUCに関する記載の十分な根拠となる，いわゆる「エビデンスレベルの高い研究」は存在しない。しかし，疾患そのものの頻度が高くないことやこれまでの病態解明に関する解析が不十分であることを考えると，質の高い介入研究を行う素地が整っていないのが現状であると言える。したがって，エビデンスレベルのみを根拠にこれまでの研究成果を一律に否定することは，臨床の現場に混乱を起こす可能性があり，また本ガイドラインの作成趣旨からも逸脱する。そのため，教科書的記述項目における各ステートメントについて専門家の意見としてのコンセンサスレベルを記載する方針をとった。コンセンサスレベルには全委員が5段階で評価した値（1は反対，3が中立，5が賛成）の中央値を用いた。

9）外部評価の結果は以下の通りである。

ガイドラインの一般公開前に，記載内容について日本小児腎臓病学会の支援を得て，外部評価委員（日本痛風・核酸代謝学会の非学会員）によるAGREE Ⅱ方式（AGREE Next Steps Consortium 2009；http://www.agreetrust.org/）を用いた評価を依頼した。なお，外部評価委員においても，作成委員と同基準の利益相反の有無が確認されたが，開示すべき情報はないことをここに明記する。

寄せられたコメントの概要と対応は以下の通りである。
A) ガイドラインの運用対象者の明示
　→対象者を明示した。
B) ガイドライン作成委員の全員が日本痛風・核酸代謝学会の会員であることによる，策定上の不偏性の確保の限界
　→ガイドラインの今後の普及および改訂において，他の学会との連携を課題とし明記した。
C) ガイドラインの適用における促進要因・阻害要因の明示
　→促進要因・阻害要因を明示した。
D) 推奨の適用についてのツールの提供
　→ガイドラインの要旨として，「ガイドラインのエッセンス」を作成し提示した。

　また，Mindsが提供するGUIDEシステム（http://minds.jcqhc.or.jp/guide/pages/GuideTopHome.aspx）によるパブリックコメントを2016年11月8日から12月8日まで31日間にわたり募集したが，特に修正を要するとのコメントは寄せられなかった。

　これらのコメントを反映し，ガイドラインの最終案が作成され，第3回全体会議において承認され完成した。

　また，患者代表の方に本ガイドラインの草案を通読・評価いただき，『アスリートの患者よりガイドラインに寄せて』として掲載した。

10) ガイドラインの導入・活用における促進要因および阻害要因としては以下の点が考えられる。

　本ガイドラインにおける2つの推奨のうち，1つ目の推奨では「血清尿酸値が2.0mg/dL以下の場合には低尿酸血症の鑑別診断をすることを強く推奨する」としている。この推奨が使用される促進要因として，「健診でも一般的に測定されるS_{UA}そのものを基準として明確にしている」という点がある。対して，阻害要因としては「若年者はS_{UA}を測定されることが少なく，RHUCを疑われる機会が少ない」という点がある。この問題を克服するために，「学校健診（貧血検査）にあわせてS_{UA}を測定する」という対策も考えられるが，有病率などの疾患の正確な実態が分かっていない現状では時期尚早であろう。

　2つ目の推奨では「RHUC患者において，運動後急性腎障害（EIAKI）の予防のために，薬物療法としてキサンチンオキシドレダクターゼ（XOR）阻害薬を投与するべきかどうかは明確には推奨できない。ただし，投与により発症や再発を予防できる可能性があることから，特にリスクを持つ患者（既往のある患者や運動選手など）に対しては益と害を十分に勘案し，適応を決めるべきである」としている。この推奨が使用される促進要因としては，「益と害の両方が存在することが明確になる」という点が挙げられる。一方，阻害要因としては「ガイドラインの推奨による意思決定の方向性が明確ではない」という点が挙げられる。この推奨の明確化については今後の研究課題であり，エビデンスの蓄積が待たれる。

11) 公開後の取り組みは以下の通りである。

　本ガイドラインの公開後は，日常診療への導入と活用促進を図るため，日本痛風・核酸代謝学会やインターネットなどを通した広報活動を実施する。本ガイドラインは3～5年後をめどに更新を行う予定であるが，その間，研究報告の定期的な検索などを通してエビデンスの収集に努めるとともに，研究集会の開催を行い新知見の発掘に努める。これらの活動を通して改訂の必要性を検討していく。また，新たな改訂委員会の組織化に向けて調整を開始する。本ガイドラインの普及および改訂において，RHUCの診療・研究に関与している他の学会との連携も今後の課題の1つである。

1 診療アルゴリズム

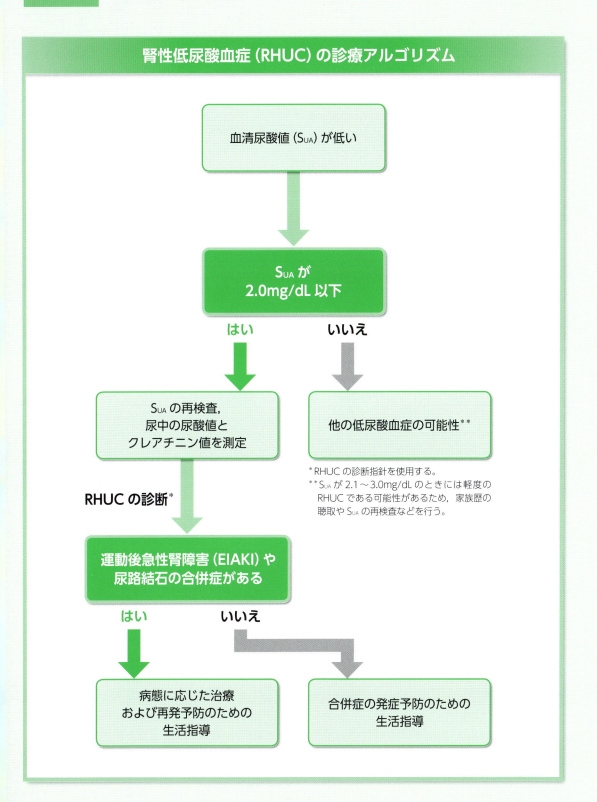

2 腎性低尿酸血症の疫学

ステートメント

1. 腎性低尿酸血症（RHUC）の有病率は，おおよそ男性で0.2％，女性で0.4％と推定される。　**コンセンサス4**

2. RHUCの合併症として尿路結石症，運動後急性腎障害（EIAKI）があるが，その正確な頻度は明らかになっていない。　**コンセンサス4**

まとめ

腎性低尿酸血症（RHUC）の有病率は，低尿酸血症を血清尿酸値（S_{UA}）2.0mg/dL以下とすると，おおよそ男性で0.2％，女性で0.4％と推定される。女性では閉経前はさらに頻度が高いと考えられる。これまで，RHUCの合併症には尿路結石症と運動後急性腎障害（EIAKI）が挙げられてきたが，その頻度の詳細は不明である。血管内皮機能低下や糸球体濾過量の低下もRHUCの合併症として最近報告された。

1. 腎性低尿酸血症（RHUC）の有病率

腎性低尿酸血症（RHUC）は，腎臓からの尿酸排泄亢進を原因とした低尿酸血症と定義される。しかし，尿酸ナトリウムの血漿溶解度に基づいた高尿酸血症の基準値とは異なり，どのレベルの血清尿酸値（S_{UA}）から低尿酸血症と診断するかについては，これまで明確な基準は存在しなかった。一般的には2.0mg/dL以下が低尿酸血症の基準値として用いられてきた[1)2)]。この基準を用いて日本における有病率を検討した研究では，特定健康診査で尿酸値が測定された24都道府県の男性90,710名，女性136,935名について調査したWakasugiら[3)]の報告が，最も大規模かつ一般集団の状況を反映した結果である。それによれば，男性では0.21％（193名），女性では0.39％（540名）が低尿酸血症であった。田部[4)]は，人間ドックおよび企業健診受診者（男性17,603名，女性3,544名）を検討し，S_{UA} 2.0mg/dL以下の低尿酸血症の頻度が男性で0.14％，女性で0.40％であったと報告した。また，金子ら[5)]も人間ドック受診者を対象に男女それぞれ1万人前後について1年毎に4年間にわたり検討し，低尿酸血症が男性で0.09〜0.12％，女性で0.36〜0.51％であったと報告している。Matsuoら[6)]は自衛隊員21,260名を調査し，S_{UA} 2.0mg/dL以下が0.18％であることを示した。この調査では男女の内訳は不明であるが，自衛隊員が対象であることから男性の割合が多いものと予測される。以上のように大規模調査のデータから，我が国における低尿酸血症の頻度は男性で0.2％前後，女性で0.4％前後と考えられる。

低尿酸血症のほとんどは，RHUCであるとされる[2)4)]。しかし，Hisatomeら[7)]は外来患者3,258名の検討において13名が低尿酸血症を示したが，このうち8名は合併疾患（糖尿病，肝硬変，肝癌）や薬剤（アロプリノール，ベンズブロマロン）による一過性の低尿酸血症であったとしている。Wakasugiら[3)]の調査は40〜74歳の全地域住民が対象であり，疾患を有する割合はHisatomeら[7)]の調査よりは低いと考えられる。実際に，低尿酸血症を示す人の中で糖尿病の割合は高くなかった[3)]。また肝疾患につい

ての記載はなかったが，AST，ALT，γ-GTPの平均値は他の尿酸値群と比べて特に違いはなかった[3]。尿酸降下薬の使用についても特に記載はないが，一般的に男性において尿酸降下薬の内服頻度は年齢とともに急上昇する[8]。しかし，男性における低尿酸血症の頻度に年齢による違いは認められていない[3]。以上のことから，Wakasugiら[3]の報告による低尿酸血症有病率は，RHUCの有病率とほぼ同じと考えてよいと思われる。

2. RHUCの有病率の性差

先に述べたように，低尿酸血症の有病率は，男性に比べて女性では約2倍であった。Wakasugiら[3]は年齢別に低尿酸血症の有病率を初めて検討し，女性では年齢とともに有病率が低下することを示した（図1）。このような女性における低尿酸血症有病率の年齢に伴う変化は，閉経に伴って女性ホルモンによるS_{UA}低下作用が消失することによると考えられる。40歳代の女性では低尿酸血症の有病率は0.6％台であった（図1）。この検討では閉経の有無についての調査はされていないが，日本人女性の80％が45～54歳で閉経を迎えることから，Wakasugiら[3]の報告における40歳代には閉経後の女性も含まれていたと考えられる。したがって，閉経前の女性のみを対象とすると低尿酸血症の頻度はさらに高くなる可能性が考えられる。

RHUCの原因のほとんどは$URAT1$/$SLC22A12$遺伝子の変異によるものであり[9)-11)]，$URAT1$/$SLC22A12$遺伝子が常染色体上に存在すること

から，変異遺伝子の分布が男女で異なることは考えにくい。したがって女性，特に閉経前の女性で低尿酸血症の頻度が高い理由として，女性ホルモンのS_{UA}低下作用によって$URAT1$/$SLC22A12$遺伝子変異のS_{UA}への影響が反映されやすい可能性が考えられる。片方の$URAT1$/$SLC22A12$対立遺伝子には変異を認めるがもう片方には変異が認められないヘテロ接合体では両方の対立遺伝子に変異を有するホモ接合体よりS_{UA}が高い傾向を示すが，Ichidaら[11]の報告によればヘテロ接合体で低尿酸血症を示した11名のうち7名が女性であった。また，Sugiharaら[12]の報告においても，ヘテロ接合体の低尿酸血症5名全員が女性であった。

3. RHUCの合併症の頻度

RHUCの合併症としては尿路結石症が挙げられるが，その頻度についてのデータは大規模なものはない。Ichidaら[11]の71名の検討では，6名（8.5％）に尿路結石症の既往が認められた。このうち，男性43名中4名（9.3％），女性28名中2名（7.1％）であった。厚労省班会議の全国

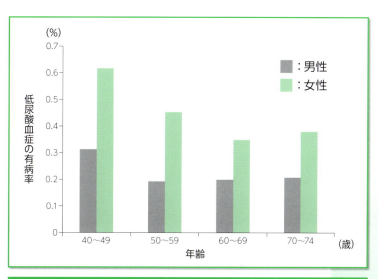

図1　低尿酸血症の有病率

（文献3より引用）

アンケート調査[13]では，179名のRHUCが回答され，尿路結石症の合併は11名(6.1%)であった。2005年における尿路結石症の全国集計[14]では，年間罹患率は男性では0.19%，女性では0.08%となっている。また，生涯罹患率は男性15.1%，女性6.8%とされる。RHUCにおける尿路結石症の年間罹患率や生涯罹患率についてはデータがない。

運動後急性腎障害（EIAKI）についても，RHUCに特徴的な病態とされるが，正確な頻度は不明である。Ichidaら[11]の検討では，RHUC患者71名中15名(21.1%)に既往が認められ，全員男性であった。男性(43名)におけるEIAKIの既往は34.9%となる。頻度がかなり高い印象であるが，対象となったRHUCが大学病院受診例であることを考えると，症状を有したために受診した例が多く含まれた可能性もある。なお，Ichidaらの別の報告[10]では，EIAKIの発症を契機にRHUCを診断された症例を除くと，RHUCにおけるEIAKIの発症頻度は31例中2例(6.5%)であった。Ishikawa[15]は，血清クレアチンキナーゼ値や血清ミオグロビン値が正常範囲かやや上昇程度のEIAKIで，S_{UA}が評価可能であった96例について解析した結果，約半数の49例(51%)がRHUCであったと報告している。全国アンケート調査[13]では，179名のRHUC患者のうち，EIAKIの合併は11名(6.1%)であった。

Sugiharaら[12]は，RHUCにおいて血管内皮機能の低下が生じることを報告している。血管内皮機能は血管内皮依存性の血管拡張反応であり，その低下は動脈硬化のリスクとされている。本報告によれば，S_{UA}が0.8mg/dL以下の場合に血管内皮機能の低下を認める例が多かったとされる。これらS_{UA}が0.8mg/dL以下を示した例は，すべてURAT1/SLC22A12対立遺伝子の両方に変異を有していた。また，Wakasugiら[3]は，低尿酸血症は男性において腎臓糸球体濾過量の低下と関連したと報告している。Tabaraら[16]も，低尿酸血症をもたらすURAT1/SLC22A12遺伝子のナンセンス変異が糸球体濾過量の低下と関連したと報告している。したがって，RHUCが腎機能障害と関連する可能性も示唆されるが，今後，疫学的なエビデンスやメカニズムの解明が期待される。

文献

1) Ohta T, Sakano T, Igarashi T, et al. Exercise-induced acute renal failure associated with renal hypouricaemia : results of a questionnaire-based survey in Japan. Nephrol Dial Transplant. 2004 ; 19 : 1447-53.
2) 市田公美．【尿酸排泄異常の成因】腎性低尿酸血症．高尿酸血症と痛風．2009 ; 17 : 28-32.
3) Wakasugi M, Kazama JJ, Narita I, et al. Association between hypouricemia and reduced kidney function : a cross-sectional population-based study in Japan. Am J Nephrol. 2015 ; 41 : 138-46.
4) 田部 晃．低尿酸血症の病態についての研究．東京慈恵会医科大学雑誌．1996 ; 111 : 821-39.
5) 金子希代子，藤森 新．低尿酸血症 低い尿酸値の頻度と臨床的意味．Medical Practice. 1995 ; 12 : 659-62.
6) Matsuo H, Chiba T, Nagamori S, et al. Mutations in glucose transporter 9 gene SLC2A9 cause renal hypouricemia. Am J Hum Genet. 2008 ; 83 : 744-51.
7) Hisatome I, Ogino K, Kotake H, et al. Cause of persistent hypouricemia in outpatients. Nephron. 1989 ; 51 : 13-6.
8) 箱田雅之，冨田眞佐子．高尿酸血症頻度の年齢差の原因—診療報酬明細書（レセプト）データベースを利用した解析．痛風と核酸代謝．2013 ; 37 : 111-6.
9) Enomoto A, Kimura H, Chairoungdua A, et al. Molecular identification of a renal urate anion exchanger that regulates blood urate levels. Nature. 2002 ; 417 : 447-52.
10) Ichida K, Hosoyamada M, Hisatome I, et al. Clinical and molecular analysis of patients with renal hypouricemia in Japan-influence of URAT1 gene on urinary urate excretion. J Am Soc Nephrol. 2004 ; 15 : 164-73.
11) Ichida K, Hosoyamada M, Kamatani N, et al. Age and origin of the G774A mutation in SLC22A12 causing renal hypouricemia in Japanese. Clin Genet. 2008 ; 74 : 243-51.
12) Sugihara S, Hisatome I, Kuwabara M, et al. Depletion of uric acid due to SLC22A12（URAT1）loss-of-function mutation causes endothelial dysfunction in hypouricemia. Circ J. 2015 ; 79 : 1125-32.
13) 四ノ宮成祥．腎性低尿酸血症の全国的実態把握 厚生労働科学研究費補助金（難治性疾患等克服研究事業）総合報告書．2014.
14) Yasui T, Iguchi M, Suzuki S, et al. Prevalence and epidemiological characteristics of urolithiasis in Japan : national trends between 1965 and 2005. Urology. 2008 ; 71 : 209-13.
15) Ishikawa I. Acute renal failure with severe loin pain and patchy renal ischemia after anaerobic exercise in patients with or without renal hypouricemia. Nephron.

2002 ; **91** : 559-70.
16) Tabara Y, Kohara K, Kawamoto R, et al. Association of four genetic loci with uric acid levels and reduced renal function : the J-SHIPP Suita study. Am J Nephrol. 2010 ; **32** : 279-86.

3 腎性低尿酸血症の病態

> **ステートメント**
>
> 1. 腎性低尿酸血症（RHUC）は，血清尿酸値（S_{UA}）の低値を特徴とし，腎からの尿酸排泄亢進によって引き起こされる疾患である。　コンセンサス5
>
> 2. RHUCのうち，尿酸再吸収トランスポーターである *URAT1/SLC22A12* 遺伝子変異によるものは腎性低尿酸血症1型（RHUC1），*GLUT9/SLC2A9* 遺伝子変異によるものは腎性低尿酸血症2型（RHUC2）と呼ばれる。　コンセンサス5
>
> 3. RHUC1，2ともに基本的に無症状であるが，合併症として運動後急性腎障害（EIAKI）と尿路結石が報告されている。　コンセンサス5

まとめ

腎性低尿酸血症（RHUC）は，血清尿酸値（S_{UA}）の低値を特徴とし，腎臓の近位尿細管における尿酸再吸収の低下による尿酸排泄亢進によって引き起こされる疾患である。近位尿細管において尿酸再吸収を司る尿酸トランスポーター遺伝子には，*URAT1/SLC22A12* 遺伝子と *GLUT9/SLC2A9* 遺伝子があり，それぞれの機能消失型遺伝子変異が，腎性低尿酸血症1型（RHUC1）と2型（RHUC2）の原因となる。RHUCは特に日本人に多く，RHUC1の頻度が高い。RHUC1の原因変異としては *URAT1/SLC22A12* 遺伝子のW258X変異が最も多く，次いでR90H変異が多い。RHUC1，RHUC2ともに基本的に無症状であるが，ともに合併症として運動後急性腎障害（EIAKI）と尿路結石が報告されている。RHUCにはRHUC1，RHUC2以外にも原因が特定されていないものが存在する。

1. 尿酸の代謝と動態

アデニン・グアニンなどのプリン塩基は，核酸やアデノシン三リン酸（ATP）などの構成成分である。マウスを含む多くの哺乳類では，尿酸オキシダーゼ（ウリカーゼ）により尿酸はアラントインへと代謝されるが，ヒトやチンパンジーなどのヒト上科では，ウリカーゼ遺伝子の偽遺伝子化のためウリカーゼは活性を持たず[1)2)]，したがって尿酸は代謝されない。すなわち，尿酸はヒトにおけるプリン体の最終代謝産物である（図1）。健常者において，尿酸は肝臓などで約700mg/日産生され，その約2/3が腎臓から，残り約1/3が消化管など腎外から排泄される。

2. 生理学的な尿酸再吸収と腎性低尿酸血症（RHUC）の病態

尿酸は腎臓の糸球体で100％濾過されたのち，近位尿細管でほとんどが再吸収される。最終的に尿中に排泄される尿酸の量（約6～10％）は，主にこの近位尿細管での再吸収効率により規定される。尿酸を再吸収し原尿側（尿管側）から血管側へ細胞膜を通過させるトランスポーター（輸送体）は尿酸再吸収トランスポーター（図2A）と呼ばれる。また，血管側から原尿側（尿管側）へ尿酸を分泌するトランスポーターとして尿酸排泄トランスポーターの存在も知られている。遺伝子変異により尿酸再吸収トランスポーターの機能が低下する

3 腎性低尿酸血症の病態

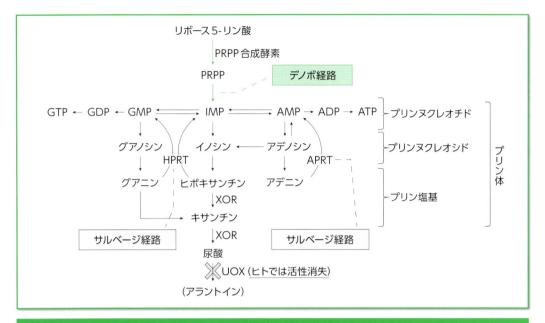

図1　尿酸代謝

尿酸はヒトにおけるプリン体の最終代謝産物である．プリン塩基は，新規にプリン塩基を産生するデノボ経路から供給されるほか，プリン塩基を再利用するサルベージ経路からも供給される．最終的にはXORにより尿酸まで代謝されるが，ヒトではウリカーゼ遺伝子の偽遺伝子化のため，尿酸はそれ以上代謝されない最終代謝産物である．
（略語については巻頭の略語一覧を参照）

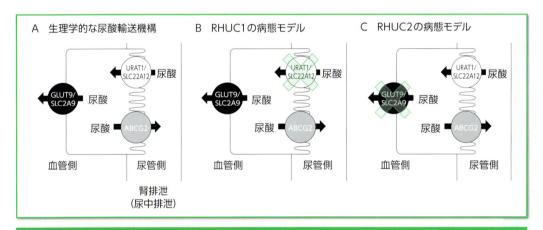

図2　近位尿細管における生理学的な尿酸の輸送機構とRHUCの病態モデル

A：ヒト腎臓の生理学的な尿酸の輸送機構．尿酸再吸収トランスポーターであるURAT1/SLC22A12およびGLUT9/SLC2A9，そして尿酸排泄トランスポーターであるABCG2の3つがヒトにおいて血清尿酸値（S_{UA}）の調整に影響を持つ代表的なトランスポーターである．B：RHUC1の病態モデル．URAT1/SLC22A12の尿酸再吸収機能の低下が尿中排泄の増加・S_{UA}の低下をもたらす．C：RHUC2の病態モデル．GLUT9/SLC2A9の再吸収機能の低下により，尿中排泄の増加・S_{UA}の低下をもたらす．

（文献8より引用改変）

表　ヒトの尿酸トランスポーターとRHUC

尿酸トランスポーター	遺伝子座位	生理機能（尿酸輸送）	トランスポーター機能不全による尿酸代謝関連疾患
URAT1/SLC22A12	11q13	腎近位尿細管における尿酸再吸収	RHUC1
GLUT9/SLC2A9	4p16-p15.3	同上	RHUC2

（文献10より引用改変）

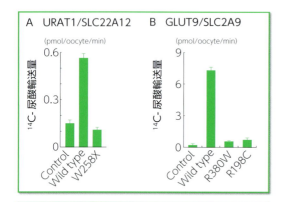

図3　尿酸輸送機能解析

A：URAT1/SLC22A12 および B：GLUT9/SLC2A9 の輸送機能解析の結果。いずれの変異体も尿酸輸送機能がほぼ消失することが特徴である。

（文献6〜8より引用改変）

と，尿酸排泄が亢進する（図2 B, C）。その結果，血清尿酸値（S_{UA}）が低下した状態となるのが腎性低尿酸血症（RHUC）の基本的な病態である。

1950年にこの疾患について初めて報告がなされ[3]，日本からは1975年に初めて報告された[4]。当初より日本人およびユダヤ人に多い疾患と考えられ[5]，その後の研究によりRHUCの原因遺伝子が同定され[6)7)]，分子病態が明らかになってきている。

3. RHUCの原因遺伝子

ヒトの腎臓における生理学的な尿酸の再吸収は，主にurate transporter 1（URAT1/SLC22A12）およびglucose transporter 9（GLUT9/SLC2A9）という2つの尿酸再吸収トランスポーターを介して行われる[6)-8)]（図2）。RHUCのうち*URAT1/SLC22A12*遺伝子変異によるものを腎性低尿酸血症1型（RHUC1）（MIM：220150），*GLUT9/SLC2A9*遺伝子変異によるものを腎性低尿酸血症2型（RHUC2）（MIM：612076）と呼ぶ（表）[9)10)]。

図3に示すように，RHUC1，RHUC2の原因遺伝子変異は尿酸輸送機能がほぼ消失することが特徴である[6)-8)]。RHUCの合併症として運動後急性腎障害（EIAKI）[11)12)]と尿路結石[11)]が知られているが，これらの合併症はRHUC1[13)]，RHUC2[14)]ともに認められることが報告されている。

1）RHUC1

*URAT1/SLC22A12*はRHUCの原因遺伝子として2002年に初めて同定された遺伝子である[6)]。日本人のRHUCの多くが機能消失型遺伝子変異であるW258X変異［258番目のトリプトファン（W）がストップコドン（X）に変異；rs121907892］を原因としており，次いで頻度が高いのは同じく機能消失型遺伝子変異であ

るR90H変異［90番目のアルギニン（R）がヒスチジン（H）に変異；rs121907896］を原因とする症例であることが報告されている。これらの変異（W258XまたはR90H）を1つ（ヘテロ変異）または2つ（ホモ変異または複合ヘテロ変異[注]）持つことにより，日本人男性では平均で6.2mg/dLあったS_{UA}がそれぞれ4.0mg/dLまたは0.8mg/dLへと低下し，日本人女性では平均で4.5mg/dLあったS_{UA}がそれぞれ3.5mg/dLまたは0.6mg/dLへと低下することが報告された[15]。そのため，軽度の低尿酸血症（S_{UA} 2.1mg/dL以上3.0mg/dL以下）[7]を呈するヘテロ変異の症例（軽度のRHUC症例）も認められる。その他の変異としてE298D変異［298番目のグルタミン酸（E）がアスパラギン酸（D）に変異；rs121907894］[6]やT217M変異［217番目のトレオニン（T）がメチオニン（M）に変異；rs121907893］[6)13]などが報告されているが，前二者より頻度は低い。

2) RHUC2

GLUT9/SLC2A9 はRHUCの原因遺伝子として2番目に同定された尿酸再吸収トランスポーター遺伝子である[7]。*URAT1/SLC22A12* 遺伝子に変異のないRHUC患者の解析により見出され，尿酸再吸収機能消失型の遺伝子変異であるR380W変異［380番目のアルギニン（R）がトリプトファン（W）に変異；rs121908321］とR198C変異［198番目のアルギニン（R）がシステイン（C）に変異；rs121908322］などが知られている[7]。ただし，これらの変異を認めるものを含めて，RHUC2はRHUC1に比べて頻度は低い。なお臨床データ上は，RHUC1の尿中尿酸排泄率（FE_{UA}；詳細は第4章を参照）は30～70％程度であるのに対して，RHUC2の場合（特にホモ変異の場合）は100％を超えることも多い[14]。

RHUCにはRHUC1，RHUC2以外にも原因が特定されていないものが存在する。

[注] 複合ヘテロ変異：同一遺伝子上の異なる場所で，それぞれ父方および母方由来の病因ヘテロ変異を持つことを指す。

文献
1) Wu XW, Lee CC, Muzny DM, et al. Urate oxidase：primary structure and evolutionary implications. Proc Natl Acad Sci U S A. 1989；**86**：9412-6.
2) Oda M, Satta Y, Takenaka O, et al. Loss of urate oxidase activity in hominoids and its evolutionary implications. Mol Biol Evol. 2002；**19**：640-53.
3) Praetorius E, Kirk JE. Hypouricemia：with evidence for tubular elimination of uric acid. J Lab Clin Med. 1950；**35**：865-8.
4) Akaoka I, Nishizawa T, Yano E, et al. Familial hypouricaemia due to renal tubular defect of urate transport. Ann Clin Res. 1975；**7**：318-24.
5) Suzuki T, Kidoguchi K, Hayashi A. Genetic heterogeneity of familial hypouricemia due to isolated renal tubular defect. Jinrui Idengaku Zasshi. 1981；**26**：243-8.
6) Enomoto A, Kimura H, Chairoungdua A, et al. Molecular identification of a renal urate anion exchanger that regulates blood urate levels. Nature. 2002；**417**：447-52.
7) Matsuo H, Chiba T, Nagamori S, et al. Mutations in glucose transporter 9 gene SLC2A9 cause renal hypouricemia. Am J Hum Genet. 2008；**83**：744-51.
8) 松尾洋孝, 市田公美, 高田龍平, 他. 尿酸動態の支配要因としての尿酸トランスポーター. 細胞工学. 2012；**31**：553-7.
9) Kawamura Y, Matsuo H, Chiba T, et al. Pathogenic GLUT9 mutations causing renal hypouricemia type 2（RHUC2）. Nucleosides Nucleotides Nucleic Acids. 2011；**30**：1105-11.
10) 松尾洋孝, 四ノ宮成祥. 代謝 臨床分野での進歩 腎性低尿酸血症の遺伝学. Annual Review 糖尿病・代謝・内分泌. 2012；**2012**：145-54.
11) Ishikawa I. Acute renal failure with severe loin pain and patchy renal ischemia after anaerobic exercise in patients with or without renal hypouricemia. Nephron. 2002；**91**：559-70.
12) Kikuchi Y, Koga H, Yasutomo Y, et al. Patients with renal hypouricemia with exercise-induced acute renal failure and chronic renal dysfunction. Clin Nephrol. 2000；**53**：467-72.
13) Ichida K, Hosoyamada M, Hisatome I, et al. Clinical and molecular analysis of patients with renal hypouricemia in Japan-Influence of URAT1 gene on urinary urate excretion. J Am Soc Nephrol. 2004；**15**：164-73.
14) Dinour D, Gray NK, Campbell S, et al. Homozygous SLC2A9 mutations cause severe renal hypouricemia. J Am Soc Nephrol. 2010；**21**：64-72.
15) Sakiyama M, Matsuo H, Shimizu S, et al. The effects of URAT1/SLC22A12 nonfunctional variants, R90H and W258X, on serum uric acid levels and gout/hyperuricemia progression. Sci Rep. 2016；**6**：20148.

4 腎性低尿酸血症の診断指針と検査，鑑別

ステートメント

1. 低尿酸血症は，尿酸排泄亢進型低尿酸血症と尿酸産生低下型低尿酸血症に大別され，前者が多くを占める。 **コンセンサス5**

2. 腎性低尿酸血症（RHUC）は尿酸排泄亢進型低尿酸血症であり，その診断には複数回の血清尿酸値（S_{UA}）の測定による低尿酸血症（S_{UA} 2.0mg/dL 以下）の確認とともに，尿中尿酸排泄率（FE_{UA}）または尿酸クリアランス（C_{UA}）の上昇を確認する。 **コンセンサス5**

3. FE_{UA} または C_{UA} は蓄尿による検査が望ましいが，FE_{UA} は一時尿からでも算出可能であり，空腹時に複数回計測することが望ましい。 **コンセンサス4**

4. 低尿酸血症の鑑別疾患としてファンコニー症候群やキサンチン尿症などがある。 **コンセンサス5**

まとめ

腎性低尿酸血症（RHUC）は，尿酸排泄亢進型低尿酸血症に属し，尿細管障害を認めないにもかかわらず，腎臓における尿酸排泄が亢進して低尿酸血症をきたす疾患である[1)-4)]。その原因は，尿細管において尿酸の再吸収方向に働くトランスポーターの欠損であり，今まで URAT1/SLC22A12 および GLUT9/SLC2A9 の欠損が報告されている[5)-8)]。RHUC 自体による症状はないが，合併症として運動後急性腎障害（EIAKI）と尿路結石が報告されている[6)9)-11)]。日常生活の注意によりこれらの合併症を予防することが可能であるため，RHUC の診断は重要である。

1. 診断指針

腎性低尿酸血症（RHUC）の診断には，腎臓における選択的な尿酸排泄能の亢進が重要であり，他の低尿酸血症を否定する必要がある。また，RHUC の診断には，継続的に診断基準を満たすことが重要であり，複数回の検査により確認する必要がある[12)]。これらを踏まえ，**表1** の診断指針を提唱する。なお，血清尿酸値（S_{UA}）が 2.1～3.0mg/dL で RHUC の病因遺伝子変異，運動後急性腎障害（EIAKI）の既往，RHUC の家族歴のいずれかを認めた場合は，RHUC の可能性を考慮して，再検査を行うことが望ましい。また，S_{UA} が 2.1～3.0mg/dL で腎臓における尿酸排泄が亢進している場合（軽度の RHUC）にも，EIAKI の発症例が報告されていることから[13)14)]，合併症の発症に留意し，患者に合併症の可能性について告知することが望ましい。

2. 検査

検査として，複数回の S_{UA}，尿中尿酸排泄量および尿酸クリアランス（C_{UA}）または尿中尿酸排泄率（FE_{UA}）の測定を行う。これらの測定法

表1　腎性低尿酸血症（RHUC）診断指針

必須項目：1および2を継続的に認め，3を満たすこと。

1. 血清尿酸値（S_{UA}）2.0mg/dL以下の低尿酸血症を認める*。

2. FE_{UA}またはC_{UA}の上昇を認める**。

3. 他の低尿酸血症（表4）を否定できる。

*S_{UA} 2.1〜3.0mg/dLの場合も，軽度のRHUCの可能性は否定できない。特に，以下の参考項目1)〜3)のいずれかを認めた場合は，RHUCの可能性を考慮して，必須項目1と2について再検査を行うことが望ましい。
**FE_{UA}とC_{UA}の正常値はそれぞれ8.3（5.5〜11.1）％および11.0（7.3〜14.7）mL/分である。

参考項目：

1) RHUCの病因遺伝子（*URAT1/SLC22A12*遺伝子，*GLUT9/SLC2A9*遺伝子）の変異を認める。

2) 運動後急性腎障害（EIAKI）の既往がある***。

3) RHUCの家族歴を認める。

***EIAKI発症時はS_{UA}の低値を認めないことがあるため，発症前や軽快後のS_{UA}を確認する。

および正常値は，「高尿酸血症・痛風の治療ガイドライン（第2版）」の第2章に詳細に記載されているので，参照されたい。同ガイドラインよりC_{UA}，クレアチニンクリアランス（C_{Cre}）試験実施法（60分法），C_{UA}およびC_{Cre}とその比（FE_{UA}）の算出法および尿中尿酸排泄量の算出法の表を示す（表2，表3）[15]。C_{UA}の正常値は11.0（7.3〜14.7）mL/分であり，RHUCでは上昇を認める。C_{UA}は尿量などに影響を受ける場合があるため，C_{Cre}の測定を同時に行い，FE_{UA}を算出することが望ましい。FE_{UA}は一時尿からでも算出可能であり，空腹時に複数回計測することが望ましい。FE_{UA}の正常値は，8.3（5.5〜11.1）％である。尿中尿酸排泄量の正常値は0.496（0.483〜0.509）mg/kg/時であり，RHUCでは正常または軽度の増加を認めることが多い。他の尿酸排泄亢進型低尿酸血症の鑑別診断のための検査として，

表2　C_{UA}，C_{Cre}試験実施法（60分法）

試験3日前より	高プリン食制限・飲酒制限
試験当日・起床後	絶食・飲水コップ2杯
試験当日・外来	-30分　：飲水300mL 0分　：30分後排尿 30分　：中間時採血 　　　　［S_{UA}，S_{Cre}測定］ 60分　：60分間の全尿採取 　　　　［尿量測定，U_{UA}，U_{Cre}測定］

（文献15より引用改変）

表3　C_{UA}，C_{Cre}，FE_{UA} および尿中尿酸排泄量の算出法

$$C_{UA} = \frac{[U_{UA}\,(\text{mg/dL})] \times [60\,\text{分間尿量}\,(\text{mL})]}{[S_{UA}\,(\text{mg/dL})] \times 60} \times \frac{1.73}{[\text{体表面積}\,(\text{m}^2)]}$$

正常値：11.0（7.3〜14.7）mL/分

$$C_{Cre} = \frac{[U_{Cre}\,(\text{mg/dL})] \times [60\,\text{分間尿量}\,(\text{mL})]}{[S_{Cre}\,(\text{mg/dL})] \times 60} \times \frac{1.73}{[\text{体表面積}\,(\text{m}^2)]}$$

正常値：134（97〜170）mL/分

$$FE_{UA} = \frac{[C_{UA}]}{[C_{Cre}]} \times 100 = \frac{[U_{UA}] \times [S_{Cre}]}{[S_{UA}] \times [U_{Cre}]} \times 100$$

正常値：8.3（5.5〜11.1）％

※ FE_{UA} は一時尿からでも算出可能であり、空腹時に複数回計測することが望ましい。

$$\text{尿中尿酸排泄量} = \frac{[U_{UA}\,(\text{mg/dL})] \times [60\,\text{分間尿量}\,(\text{mL})]}{100 \times [\text{体重}\,(\text{kg})]}$$

正常値：0.496（0.483〜0.509）mg/kg/時

（文献 15 より引用改変）

必要に応じて検尿（比重，pH，蛋白，糖，潜血），尿中 $β_2$ ミクログロブリンや尿中 N-アセチル-$β$-D-グルコサミニダーゼ（NAG）などの測定を行う。また、低尿酸血症の原因として可能性のある疾患のための検査を適時、追加する。

3. 鑑別疾患

鑑別疾患は低尿酸血症をきたす疾患であり、表4のような疾患がある。これらの中で、薬物によるもの以外で、特に症状を認めず、尿酸関連以外の検査異常を示さないのは、RHUC とキサンチン尿症である。キサンチン尿症は、尿中尿酸排泄量が著しく少ないことから鑑別できる[16]。

文献
1) Praetorius E, Kirk JE. Hypouricemia：with evidence for tubular elimination of uric acid. J Lab Clin Med. 1950；**35**：865-8.
2) Yeun JY, Hasbargen JA. Renal hypouricemia：prevention of exercise-induced acute renal failure and a review of the literature. Am J Kidney Dis. 1995；**25**：937-46.
3) Ishikawa I. Acute renal failure with severe loin pain and patchy renal ischemia after anaerobic exercise in patients with or without renal hypouricemia. Nephron. 2002；**91**：559-70.
4) Sperling O. Hereditary renal hypouricemia. Mol Genet Metab. 2006；**89**：14-8.
5) Enomoto A, Kimura H, Chairoungdua A, et al. Molecular identification of a renal urate anion exchanger that

表4 腎性低尿酸血症（RHUC）の鑑別疾患（主な低尿酸血症の成因）

	1．尿酸排泄亢進型低尿酸血症
1）	RHUC
2）	ファンコニー症候群
3）	ウィルソン病
4）	抗利尿ホルモン不適合分泌症候群（SIADH）
5）	悪性腫瘍
6）	糖尿病
7）	薬物（ベンズブロマロン，プロベネシドなど）
8）	妊娠
9）	難治性下痢

	2．尿酸産生低下型低尿酸血症
1）	キサンチン尿症（タイプⅠ，タイプⅡ）
2）	モリブデンコファクター欠損症
3）	プリンヌクレオシドホスホリラーゼ欠損症（PNP欠損症）
4）	PRPP合成酵素活性低下症
5）	特発性尿酸産生低下型低尿酸血症
6）	重症肝障害
7）	薬物（アロプリノールなど）
8）	るいそう（低栄養状態）

regulates blood urate levels. Nature. 2002；**417**：447-52.
6) Ichida K, Hosoyamada M, Hisatome I, et al. Clinical and molecular analysis of patients with renal hypouricemia in Japan-influence of URAT1 gene on urinary urate excretion. J Am Soc Nephrol. 2004；**15**：164-73.
7) Matsuo H, Chiba T, Nagamori S, et al. Mutations in glucose transporter 9 gene SLC2A9 cause renal hypouricemia. Am J Hum Genet. 2008；**83**：744-51.
8) Dinour D, Gray NK, Campbell S, et al. Homozygous SLC2A9 mutations cause severe renal hypouricemia. J Am Soc Nephrol. 2010；**21**：64-72.
9) Erley CM, Hirschberg RR, Hoefer W, et al. Acute renal failure due to uric acid nephropathy in a patient with renal hypouricemia. Klin Wochenschr. 1989；**67**：308-12.
10) Ohta T, Sakano T, Igarashi T, et al. Exercise-induced acute renal failure associated with renal hypouricaemia；results of a questionnaire-based survey in Japan. Nephrol Dial Transplant. 2004；**19**：1447-53.
11) 石川　勲．運動後急性腎不全．腎性低尿酸血症．石川：金沢医科大学出版局；2006．p39-41.
12) Hisatome I, Ogino K, Kotake H, et al. Cause of persistent hypouricemia in outpatients. Nephron. 1989；**51**：13-6.
13) Ohtsuka Y, Zaitsu M, Ichida K, et al. Human uric acid transporter 1 gene analysis in familial renal hypo-uricemia associated with exercise-induced acute renal failure. Pediatr Int. 2007；**49**：235-7.
14) Kaito H, Ishimori S, Nozu K, et al. Molecular background of urate transporter genes in patients with exercise-induced acute kidney injury. Am J Nephrol. 2013；**38**：316-20.
15) 日本痛風・核酸代謝学会 ガイドライン改訂委員会（編）．高尿酸血症・痛風の治療ガイドライン（第2版）．大阪：メディカルレビュー社；2010．p63-65.
16) Ichida K, Amaya Y, Kamatani N, et al. Identification of two mutations in human xanthine dehydrogenase gene responsible for classical type I xanthinuria. J Clin Invest. 1997；**99**：2391-7.

5 腎性低尿酸血症の合併症（運動後急性腎障害）

ステートメント

1. 腎性低尿酸血症（RHUC）では運動後急性腎障害（EIAKI）の発症に留意すべきである。 **コンセンサス5**

2. 運動後に発症するミオグロビン尿性急性腎障害との鑑別診断が必要である。 **コンセンサス4**

3. 多くは一過性の急性腎障害で，一般的な急性腎障害に対する治療が行われている。 **コンセンサス4**

4. 短期的な予後は良好であるが長期的予後は不明で，再発例の報告も見られる。 **コンセンサス4**

5. 予防法として，運動前の飲水，非ステロイド性抗炎症薬（NSAIDs）内服時の運動を避ける，過激な運動を控えることが報告されている。 **コンセンサス4**

6. 発症機序の仮説に基づく予防策として，キサンチンオキシドレダクターゼ（XOR）阻害薬であるアロプリノールを投与された報告はあるが，それらのエビデンスは十分確立されているとはいえない。 **コンセンサス5**

まとめ

腎性低尿酸血症（RHUC）には強度の高い運動（無酸素運動）により背部痛を伴った血清クレアチンキナーゼやミオグロビンの上昇を認めない急性腎障害（運動後急性腎障害；EIAKI）を合併する頻度が高い。その発症機序には不明な点が多いが，近年の画像診断により虚血性変化が関与している可能性が示唆されている。

多くの症例が一過性の腎障害を生じるものの維持透析に移行した報告はない。しかしながら，乏尿，尿毒症，電解質異常，心不全のため透析療法が一時的に必要とされる症例や可逆性後頭葉白質脳症（PRES）といわれる急性期に神経症状を伴った脳浮腫を呈する症候群が生じる報告もある。長期予後に関してのエビデンスはない。

治療は一般的な急性腎障害に対する治療が主体となり，予防策としていくつか試験的に施されているものはあるが，いずれも確立されているものはない。

1. 運動後急性腎障害（EIAKI）の診断と特徴

腎性低尿酸血症（RHUC）の合併症として，比較的短時間の強度の高い運動（無酸素運動）により背部痛を伴った血清クレアチンキナーゼ（CK）やミオグロビンの上昇を認めない，または軽度の上昇にとどまる急性腎障害（AKI）が報告されている。この運動後急性腎障害（EIAKI）は，運動性横紋筋融解により生じるミオグロビン尿を伴ったAKIとは異なった病態と考えられている。EIAKIは激しい腰背部痛を伴うことが多いことなどから，acute renal failure with severe loin pain and patchy renal ischemia after anaerobic exercise（ALPE）とも呼ばれている[1]。

EIAKIはミオグロビン尿性急性腎障害に比べて強い強度の無酸素運動（短距離全力走，サッカー，筋肉トレーニング，自転車競技，重量挙げなど）により発症しやすく，先行する風邪症状での消炎鎮痛剤の服用が多い[2]。年齢の中央値は19歳で男女比は202：18と男性に圧倒的に多い[2]。運動後の1時間から48時間後までに尿路結石を疑われるような背部痛や嘔気嘔吐などの自覚症状を認め，ミオグロビン尿性急性腎障害に比し，脱水の程度は強くなく非乏尿性である[3]。そして，血清CKやミオグロビンの上昇は軽度で，血清CKは正常値の9倍以内で，血清ミオグロビンは7倍以内で，赤褐色尿（ミオグロビン尿）は認められない[1]。AKIの持続日数は平均で14日と報告されている[3]。

2. RHUC患者は正常者に比してEIAKIを発症しやすいか

EIAKI 201例の集計によれば，RHUCを伴った患者は116例と57.7％にのぼる[2]。我が国におけるRHUC患者の頻度は0.2～0.4％であることから（第2章を参照），血清尿酸値正常者に比較してRHUC患者にEIAKIが生じやすいことが推察される。一方，RHUCにおけるEIAKIの発症頻度は，EIAKIの発症を契機にRHUCを診断された症例を除くと31例中2例（6.5％）である[4]。また，EIAKIの発症を契機にRHUCを診断された症例も含めて集計した報告によると，71例中15例（21.1％）[5]あるいは54例中13例（24.1％）[6]にEIAKIの既往が認められている。今後は，疫学調査などによりRHUC患者における軽症例も含めたEIAKIの頻度に対する検討が必要である。

再発の頻度については前出の集計報告によれば221例中43例（19.5％）に再発が認められている[1]。また，EIAKIには可逆性後頭葉白質脳症（PRES）といわれる急性期に神経症状を伴った脳浮腫を呈する症候群が生じることも報告されている[7][8]。

以上のことから，RHUC患者を取り扱う際には常にEIAKIの発症およびその再発について十分配慮する必要がある。

3. RHUC患者におけるEIAKIの発症機序

RHUCにEIAKIが多く発症する機序は解明されておらず，現在のところ様々な仮説が唱えられている。1つの仮説として，無酸素運動時に産生される活性酸素や未知の物質が腎血管収縮因子を活性化するために虚血が生じ，RHUCでは尿酸のラジカルスカベンジャー作用が働きにくいためにこの作用が強調されるというものがある。この仮説に基づき，低尿酸血症ではないEIAKIを発症した患者に運動負荷の介入を行い酸化還元力不均衡の存在を示した報告や[9][10]，EIAKIを発症した患者の腎血流をドップラー法で測定しresistance indexの可逆性を提示している症例報告が見られる[11]。また，腎機能回復期（血清クレアチニン1.5～3.0mg/dL）に40mL造影剤投与後のdelayed CT（数時間

から数日後）で楔形造影剤残存が認められることが報告されている[2]（ミオグロビン尿性急性腎障害ではびまん性の造影残存を認めることが特徴である）が，AKI症例に対し造影CTを実施することには注意が必要である。Diffusion-weighted MRIを利用して，楔状の虚血性病変の描出を試みた報告もある[12]。

その他の仮説として，急激な尿酸の尿細管腔内への析出による閉塞性腎障害説があるが，これに一致した所見はこれまでに腎生検で得られていない。

4. EIAKIを発症したRHUC患者の治療

症例報告によれば，腎血流増加などを狙った一般的なAKIに対する治療が行われ，実際には十分な補液やカルシウム拮抗薬，ドパミン製剤などが使用されている。また，後述の理由でアロプリノールが使用されている症例も散見される。乏尿，尿毒症，電解質異常，心不全に至れば透析療法も適応となるが，慢性腎臓病（CKD）に移行して維持透析となった症例は報告されていない。石川の総説（116例中記述のあったものが34例）[2]や症例報告例の中には一時的な人工透析導入を施行されている例もある。

5. RHUC患者に対するEIAKI発症予防

EIAKIはRHUC患者に認められることが多いが，突発的に起こる合併症であり，症例数を収集した介入試験などの実施が困難であることから，十分なエビデンスレベルを持つ報告はない。症例報告などから以下が報告されている。

尿酸合成にかかわる，キサンチンオキシドレダクターゼ（XOR）の酸化酵素型であるキサンチンオキシダーゼ（XO）からの，活性酸素による腎血管収縮がRHUC患者におけるEIAKI発症に寄与しているという仮説に基づき，本症に対するXOR阻害薬投与を推奨する論文が見られる。実際に運動選手を含む健常者を対象にして，運動時のアロプリノール（XOR阻害薬）投与によって骨格筋から産生される逸脱酵素の減少やミオグロビン産生が抑制される報告のほか[13]，RHUC患者に対するアロプリノール投与が運動時の尿中尿酸排泄を低下させ，EIAKIを予防し得たという報告がなされている[14,15]。アロプリノールを介したXOによる活性酸素産生の抑制，または尿中尿酸排泄量の抑制が上記の効果に関連した可能性が推察されているが，いずれも症例報告でありエビデンスレベルとしては十分とはいえない。しかしながら，上記によりEIAKIの発症や再発を予防できる可能性はあることから，特にリスクを持つ患者（既往のある患者や運動選手など）に対しては益と害を十分に勘案し，その適応を決めるべきである。

さらに，腎障害再発予防を期待して，運動前の飲水，非ステロイド性抗炎症薬（NSAIDs）内服を避ける，または内服時の運動を避ける，過激な運動を控えることなどを推奨している論文[2]がある。

文献
1) 石川 勲.【痛風と高尿酸血症の最新治療】運動による尿酸上昇と運動後急性腎不全. 成人病と生活習慣病. 2013；43：970-5.
2) 石川 勲. 運動後急性腎不全（ALPE）. 痛風と核酸代謝. 2010；34：145-57.
3) 石川 勲.【急性腎不全：診断と治療の進歩】特殊な病態とその対応 運動で生じる急性腎不全. 日本内科学会雑誌. 2010；99：970-6.
4) Ichida K, Hosoyamada M, Hisatome I, et al. Clinical and molecular analysis of patients with renal hypouricemia in Japan-influence of URAT1 gene on urinary urate excretion. J Am Soc Nephrol. 2004；15：164-73.
5) Ichida K, Hosoyamada M, Kamatani N, et al. Age and origin of the G774A mutation in SLC22A12 causing renal hypouricemia in Japanese. Clin Genet. 2008；74：243-51.
6) Ohta T, Sakano T, Igarashi T, et al. Exercise-induced acute renal failure associated with renal hypouricaemia：results of a questionnaire-based survey in Japan. Nephrol Dial Transplant. 2004；19：1447-53.
7) 島 友子, 中西浩一, 戸川寛子, 他. 運動後急性腎不全

とPRES (Posterior reversible encephalopathy syndrome) の合併を反復した腎性低尿酸血症の1例. 日本小児腎不全学会雑誌. 2010 ; **30** : 145-6.
8) Shima Y, Nozu K, Nozu Y, et al. Recurrent EIARF and PRES with severe renal hypouricemia by compound heterozygous SLC2A9 mutation. Pediatrics. 2011 ; **127** : e1621-5.
9) Kaneko K, Taniguchi N, Tanabe Y, et al. Oxidative imbalance in idiopathic renal hypouricemia. Pediatr Nephrol. 2009 ; **24** : 869-71.
10) 唐澤 環, 池住洋平, 鈴木俊明, 他. 運動後急性腎不全の1例における病態に関する検討. 日本小児腎臓病学会雑誌. 2010 ; **23** : 96-101.
11) Saito O, Sugase T, Saito T, et al. Two cases of renal hypouricemia in which dopamine infusion produced a good recovery from exercise-induced acute kidney injury. Clin Nephrol. 2011 ; **76** : 83-90.
12) Ohta K, Yokoyama T, Shimizu M, et al. Diffusion-weighted MRI of exercise-induced acute renal failure (ALPE). Pediatr Nephrol. 2011 ; **26** : 1321-4.
13) Sanchis-Gomar F, Pareja-Galeano H, Perez-Quilis C, et al. Effects of allopurinol on exercise-induced muscle damage : new therapeutic approaches ? Cell Stress Chaperones. 2015 ; **20** : 3-13.
14) Bhasin B, Stiburkova B, De Castro-Pretelt M, et al. Hereditary renal hypouricemia : a new role for allopurinol ? Am J Med. 2014 ; **127** : e3-4.
15) Yeun JY, Hasbargen JA. Renal hypouricemia : prevention of exercise-induced acute renal failure and a review of the literature. Am J Kidney Dis. 1995 ; **25** : 937-46.

6 腎性低尿酸血症の合併症（尿路結石症）

ステートメント

1. 腎性低尿酸血症（RHUC）では，尿路結石症の合併に留意すべきである。 コンセンサス5

2. 尿酸結石の場合は，尿アルカリ化薬による結石溶解療法が有効である。 コンセンサス4

3. 尿路結石症の予防のための飲水指導は，2,000mL/日以上の尿量を確保することが目標である。 コンセンサス4

4. 尿路結石症の予防のための尿アルカリ化はクエン酸製剤を中心とし，尿pHは6.0〜7.0の維持を目標とする。 コンセンサス4

まとめ

腎性低尿酸血症（RHUC）には尿路結石症を合併することが多く，尿酸結石やシュウ酸カルシウム結石が形成される。尿酸結石は放射線透過性結石であるため，尿路結石症の画像診断としては，超音波断層法とX線CTが使用される。尿検査では，尿pH，尿沈渣における結晶成分の確認と，24時間尿化学検査での尿酸排泄量の評価が有用である。また結石種類の確定のために，排出した結石の成分分析を行うことが望ましい。

尿路結石症の積極的治療として，体外衝撃波砕石術と経皮的腎尿管砕石術，経尿道的尿管砕石術などの内視鏡的治療が行われる。尿酸結石症では，尿アルカリ化薬による結石溶解療法も有効である。尿路結石症の予防には，尿量を2,000mL/日以上確保することを目標とした飲水指導やクエン酸製剤による尿アルカリ化（尿pH 6.0〜7.0）が必須である。

1. はじめに

腎性低尿酸血症（RHUC）では，尿細管腔内の尿酸濃度が上昇して，尿中尿酸排泄量が増大するため，尿路結石が合併しやすいことが知られている。URAT1/SLC22A12遺伝子変異によるRHUC（RHUC1）における尿路結石の発生は，日本人では6.1〜8.5%と報告されている[1)2)]が，無症候性の尿路結石を含めると実際の患者数はさらに増加する可能性が高い。GLUT9/SLC2A9遺伝子変異によるRHUC（RHUC2）の場合，尿細管腔内での尿酸濃度がより上昇するため，URAT1/SLC22A12遺伝子変異のそれと比較して，尿路結石の合併が多くなることも予想されている[3)]。

RHUCに合併する尿路結石の種類は，尿酸結石のみならず，シュウ酸カルシウム結石（単独，もしくは尿酸結石との混合）も多く認められている[4)]。このことは高尿酸血症や痛風に合併する尿路結石の特徴とも一致している[5)]。

尿路結石の発生機序として，尿酸結石は，尿酸結晶の尿細管腔や集合管での析出や尿路上皮細胞への結晶付着[6)]が主体と考えられている。一方，シュウ酸カルシウム結石は，不均一核形

成(尿酸結晶が形成されると，それを核としてシュウ酸カルシウム結晶が成長する)[7]や塩析効果によるシュウ酸カルシウム結晶の成長促進[8]が発生機序として想定されている。また尿酸結晶の尿細管腔の閉塞は，運動後急性腎障害(EIAKI)の発生[9)10)]やシュウ酸カルシウム結石の形成[11]にも影響するとの考え方もある。

RHUCの診断が確定した場合，EIAKIとともに，尿路結石症に対する長期的観察や発生防止対策が必要である。

2. 診断

RHUCに合併する尿路結石の画像診断は，通常の尿路結石と同様に，超音波断層法が用いられる[12]。超音波断層法は，腎，上部尿管や膀胱近傍の結石に対して用いられるが，それ以外の部位では結石が同定されにくい。また，簡便であるが技術者の技能に結果が左右されることが問題である。腹部単純X線検査(KUB)は，カルシウム含有結石の経過観察に有用であるが，尿酸結石は放射線透過性であるため，画像診断としては適していない。X線CTは，尿酸代謝にかかわる尿路結石全般の確定診断に最も有用であり[13]，特に救急分野では第一選択である。最近では，X線源を複数有したCT装置を用いた検査(dual energy CT)で，尿路結石の存在診断のみならず，尿路結石の組成分析が可能となった[14]。尿酸結石では，高電圧と低電圧のCT値はほとんど変わらないが，カルシウム含有結石では，両者の差が明確であるため，CT検査のみで尿路結石の種類の推定が可能である。

尿検査では，尿pHと尿沈渣における結晶成分の観察が重要である。尿pHは，酸性尿(pH6.0未満)に留意し，酸性尿下で黄褐色調の不規則板状結晶を見たときは，尿酸結石の存在が示唆される。

RHUCの診断には，空腹時の一時尿による尿中尿酸排泄率(FE_{UA})の算出が簡易であるが，尿路結石の評価には24時間尿化学検査での尿酸排泄量の検討が望ましい。『尿路結石症診療ガイドライン(初版)』では，24時間尿化学検査における尿酸排泄量の基準値を，男性で800mg/日未満，女性で750mg/日未満と規定している[15]。したがって，各々それ以上が高尿酸尿と診断される。

尿路結石成分を知ることにより，尿路結石への再発防止に有用な情報を得ることができるため，可能な限り，排出した結石の成分分析を行うことが望ましい。結石成分分析は，低コストで感度や精度に優れ，データ処理が容易なフーリエ変換赤外分光光度計による分析が主流である。赤外分光分析法では，結石の粉末試料に赤外線を照射し，透過光を分光して得られる赤外線吸収スペクトルから結石成分を同定する[16]。

3. 治療

RHUCに合併する尿路結石においても，その治療方針は通常の尿路結石と同様である。自然に排出されず，疼痛の遷延化，炎症所見の合併，腎機能の低下などの症状を伴う尿路結石は，結石除去療法の対象となる。積極的治療として，体外衝撃波砕石術と経皮的腎尿管砕石術，経尿道的尿管砕石術などの内視鏡的治療が行われ，結石の部位や大きさなどにより治療方針が異なる[17]。前述の画像診断において尿酸結石が疑われる場合には，RHUCにおいても尿アルカリ化薬による結石溶解療法が有効である[18]。ただし結石の完全溶解には，通常長期間を要する。

4. 再発防止

高尿酸血症・痛風に合併する尿路結石の危険因子は，①尿量低下あるいは水分摂取不足，②尿中尿酸排泄量の増加，③酸性尿の存在であり[5]，RHUCにおいても同様である。

飲水指導は，尿中尿酸の濃度や飽和度を低下させることが目的であり，尿量を2,000mL/日以上確保することが目標である。なお水分の補給源として，アルコール，糖分やプリン体を多く含むものは避けるように指導する。RHUCの食事療法についてはまだ十分に検討されていないが，上述した尿路結石の危険因子排除の観点から，野菜や海藻類などのアルカリ性食品の摂取指導が望ましい。またRHUCにおけるプリン体摂取制限の積極的意義は乏しいと考えられるが，極端なプリン体摂取は尿中尿酸排泄量の増加を招くことが予想されるため，プリン体の過剰摂取には留意する。

尿中尿酸の溶解度は，尿pH 5.0では15mg/dL, pH 7.0では200mg/dLと考えられている[5]。pHの上昇に伴い，尿酸の溶解度が増大するため，RHUCで見られる高尿酸尿の状態において，尿アルカリ化は必須である。RHUCと酸性尿の合併も報告されており[19]，尿アルカリ化薬は，クエン酸製剤（クエン酸カリウムおよびクエン酸ナトリウムとの合剤）を使用する。しかし過度の尿アルカリ化（尿pH 7.5以上）は，リン酸カルシウムや尿酸ナトリウムの析出を促進するため，尿pHは6.0以上，7.0未満の維持を目標とする。

一般的に尿中尿酸排泄量の増加が確認された尿酸結石やシュウ酸カルシウム結石の再発防止には，尿アルカリ化のほか，キサンチンオキシドレダクターゼ（XOR）阻害薬の併用が勧められる[20]が，RHUCに合併する尿路結石におけるXOR阻害薬については報告が非常に少ない。アロプリノール，フェブキソスタットやトピロキソスタットといったXOR阻害薬は，腎尿細管への尿酸負荷を軽減させることで，尿細管腔内の尿酸結晶形成が抑制され，結果的にEIAKIの発生も減少させたという報告もある[21]。したがって，尿中尿酸排泄量が多い場合には，XOR阻害薬と尿アルカリ化薬の併用も考慮される。

文献

1) Ichida K, Hosoyamada M, Kamatani N, et al. Age and origin of the G774A mutation in SLC22A12 causing renal hypouricemia in Japanese. Clin Genet. 2008；**74**：243-51.
2) 四ノ宮成祥．腎性低尿酸血症の全国的実態把握．厚生労働科学研究費補助金（難治性疾患等克服研究事業）総合報告書．2014.
3) Dinour D, Gray NK, Campbell S, et al. Homozygous SLC2A9 mutations cause severe renal hypouricemia. J Am Soc Nephrol. 2010；**21**：64-72.
4) 杉下尚康，石川 勲，立石圭太，他．尿酸結石を伴った特発性低尿酸血症の1例．腎と透析．1983；**15**：277-81.
5) 日本痛風・核酸代謝学会 ガイドライン改訂委員会（編）．高尿酸血症・痛風の治療ガイドライン（第2版）．大阪：メディカルレビュー社；2010. p44-5.
6) Riese RJ, Kleinman JG, Wiessner JH, et al. Uric acid crystal binding to renal inner medullary collecting duct cells in primary culture. J Am Soc Nephrol. 1990；**1**：187-92.
7) Meyer JL, Bergert JH, Smith LH. The epitaxially induced crystal growth of calcium oxalate by crystalline uric acid. Invest Urol. 1976；**14**：115-9.
8) Grover PK, Marshall VR, Ryall RL. Dissolved urate salts out calcium oxalate in undiluted human urine in vitro：implications for calcium oxalate stone genesis. Chem Biol. 2003；**10**：271-8.
9) Jeannin G, Chiarelli N, Gaggiotti M, et al. Recurrent exercise-induced acute renal failure in a young Pakistani man with severe renal hypouricemia and SLC2A9 compound heterozygosity. BMC Med Genet. 2014；**15**：3.
10) Erley CM, Hirschberg RR, Hoefer W, et al. Acute renal failure due to uric acid nephropathy in a patient with renal hypouricemia. Klin Wochenschr. 1989；**67**：308-12.
11) Coe FL. Uric acid and calcium oxalate nephrolithiasis. Kidney Int. 1983；24：392-403.
12) 日本泌尿器科学会，日本泌尿器内視鏡学会，日本尿路結石症学会（編）．尿路結石症診療ガイドライン（第2版）．東京：金原出版；2013. p37-9.
13) Shimizu T, Kitada H, Umeyama M, et al. Novel evaluation of nephrolithiasis as a complication of gout：a cross-sectional study using helical computerized tomography. J Urol. 2013；**189**：1747-52.
14) 山口 聡，徳光正行，金子茂男，他．Dual energy CTによる結石成分の質的診断への応用とその臨床的検討．日本尿路結石症学会誌．2014；**12**：96-100.
15) 日本泌尿器科学会，日本Endourology & ESWL学会，日本尿路結石症学会（編）．尿路結石症診療ガイドライン．東京：金原出版；2002. p59-61.
16) 戸塚一彦．結石成分分析の方法と意義．日本尿路結石症学会（編）．尿路結石症のすべて．東京：医学書院；2008. p41-2.
17) 日本泌尿器科学会，日本泌尿器内視鏡学会，日本尿路結石症学会（編）．尿路結石症診療ガイドライン（第2版）．東京：金原出版；2013. p30-6.
18) Hisatome I, Tanaka Y, Tsuboi M, et al. Excess urate excretion correlates with severely acidic urine in patients with renal hypouricemia. Intern Med. 1998；**37**：726-31.

19) Hisatome I, Tanaka Y, Kotake H, et al. Renal hypouricemia due to enhanced tubular secretion of urate associated with urolithiasis : successful treatment of urolithiasis by alkalization of urine K^+, Na^+-citrate. Nephron. 1993 ; **65** : 578-82.
20) Klinenberg JR, Goldfinger SE, Seegmiller JE. The effectiveness of the xanthine oxidase inhibitor allopurinol in the treatment of gout. Ann Intern Med. 1965 ; **62** : 639-47.
21) Bhasin B, Stiburkova B, De Castro-Pretelt M, et al. Hereditary renal hypouricemia : a new role for allopurinol ? Am J Med. 2014 ; **127** : e3-4.

CQ1 血清尿酸値が 2.0mg/dL 以下の場合には低尿酸血症の鑑別診断をするべきか？

推奨 1　血清尿酸値が 2.0mg/dL 以下の場合には低尿酸血症の鑑別診断をすることを強く推奨する。

解説

低尿酸血症は健康診断（健診）などの際に偶然見出されることのある所見の 1 つである．腎性低尿酸血症（RHUC）の特徴の 1 つに「血清尿酸値（S_{UA}）の低値」が挙げられるが，RHUC を疑うべき S_{UA} 値については明確な基準がなかった．

文献検索から得られた，S_{UA} の疫学的検討に関する主な論文（表 1）からは，少なくとも女性に関しては S_{UA} が 2.0〜3.0mg/dL の場合には RHUC ではない偽陽性の対象者が多く含まれる可能性がある．その一方で，S_{UA} 2.0mg/dL 以下を基準とすれば，偽陽性が適切に排除できるといえよう．

表 1　S_{UA} の疫学的検討に関する主な論文

文献	対象	S_{UA} 2.0mg/dL 以下 (%)（総対象者数）		S_{UA} 3.0mg/dL 以下 (%)（総対象者数）	
		男性	女性	男性	女性
Sasaki (1980)[1]	健診	1.07%(13,909)	10.05%(4,785)	-	-
Gresser (1990)[2]	献血者	0.0%(2,097)	0.3%(1,103)	0.3%(2,097)	8.3%(1,103)
金子 (1995)[3]	人間ドック	0.11%(55,735)	0.44%(35,555)	-	-
田部 (1996)[4]	人間ドック・健診	0.14%(17,603)	0.40%(3,544)	0.48%(16,071)	3.87%(3,335)
Hamajima (2011)[5]	健診 注1)	0.0%(3,256)	0.1%(1,537)	0.1%(3,256)	3.5%(1,537)
Matsuo (2008)[6]	健診 注2)	0.18%(21,260)		0.94%(21,260)	

注1) 腎性低尿酸血症 1 型（RHUC1）の原因遺伝子 URAT1/SLC22A12 の尿酸再吸収機能消失型遺伝子変異 W258X を持たない対象者のデータであり，RHUC 症例の多くは除外されていると予想される（W258X 変異以外による RHUC は含まれる）．
注2) 自衛隊員を対象としており，男性の割合が多い．

血清尿酸値が2.0mg/dL以下の場合には低尿酸血症の鑑別診断をするべきか？　CQ1

また，合併症［運動後急性腎障害（EIAKI）および尿路結石］が報告されたRHUC症例についても，普段のS_{UA}が2.0mg/dLを超えた症例はほとんどない[7)-10)]ようである。

ただし，S_{UA}が2.0mg/dLを超えていても，再測定することによって，2.0mg/dL以下の値を示すこともある[11)12)]。また，*URAT1/SLC22A12*遺伝子にヘテロ変異がある場合はS_{UA}にばらつきがあり，3.0mg/dLを超える症例も少なくないという報告もある[5)]。したがって，S_{UA}が2.0mg/dLを超えていても，尿酸トランスポーターの遺伝子変異を有する場合があるので[5)-9)13)14)]，EIAKIや尿路結石の既往を認めたり，家族内に低尿酸血症を認めたりした場合は，複数回のS_{UA}測定を行い，必要に応じ遺伝子変異の検索を行う必要があろう。

鑑別疾患としては，S_{UA}が1.0mg/dL以下の場合には，RHUCとキサンチン尿症が特に疑われるが，キサンチン尿症はRHUCと比較して頻度が著しく低く，尿中尿酸排泄量または尿中尿酸排泄率（FE_{UA}）が著しく低下していることからも鑑別は比較的容易である。RHUC以外の続発性低尿酸血症の原因としては，抗利尿ホルモン不適合分泌症候群（SIADH）や糖尿病などがあるが，S_{UA}が2.0mg/dLを超えるものが多く，また低ナトリウム血症や高血糖などの他の所見から鑑別は比較的容易である[12)15)]。同様に，ウィルソン病やファンコニー症候群に続発する低尿酸血症は，低セルロプラスミン血症や高アミノ酸尿症・高リン尿症などの他の所見を有するので，鑑別は比較的容易である。その他，腫瘍性疾患に伴う低尿酸血症や薬物による低尿酸血症が鑑別対象となりうるが，臨床経過から鑑別可能と考えられる。

文献

1) Sasaki S. Congenital hypouricemia. Ryumachi. 1980；**20**：95-106.
2) Gresser U, Gathof B, Zöllner N. Uric acid levels in southern Germany in 1989. A comparison with studies from 1962, 1971, and 1984. Klin Wochenschr. 1990；**68**：1222-8.
3) 金子希代子, 藤森　新. 低尿酸血症 低い尿酸値の頻度と臨床的意味. Medical Practice. 1995；**12**：659-62.
4) 田部　晃. 低尿酸血症の病態についての研究. 東京慈恵会医科大学雑誌. 1996；**111**：821-39.
5) Hamajima N, Naito M, Hishida A, et al. Serum uric acid distribution according to SLC22A12 W258X genotype in a cross-sectional study of a general Japanese population. BMC Med Genet. 2011；**12**：33.
6) Matsuo H, Chiba T, Nagamori S, et al. Mutations in glucose transporter 9 gene SLC2A9 cause renal hypouricemia. Am J Hum Genet. 2008；**83**：744-51.
7) Ichida K, Hosoyamada M, Kamatani N, et al. Age and origin of the G774A mutation in SLC22A12 causing renal hypouricemia in Japanese. Clin Genet. 2008；**74**：243-51.
8) Dinour D, Bahn A, Ganon L, et al. URAT1 mutations cause renal hypouricemia type 1 in Iraqi Jews. Nephrol Dial Transplant. 2011；**26**：2175-81.
9) Jeannin G, Chiarelli N, Gaggiotti M, et al. Recurrent exercise-induced acute renal failure in a young Pakistani man with severe renal hypouricemia and SLC2A9 compound heterozygosity. BMC Med Genet. 2014；**15**：3.
10) Ohta T, Sakano T, Igarashi T, et al. Exercise-induced acute renal failure associated with renal hypouricaemia：results of a questionnaire-based survey in Japan. Nephrol Dial Transplant. 2004；**19**：1447-53.
11) Smetana SS, Bar-Khayim Y. Hypouricemia due to renal tubular defect.　A study with the probenecid-pyrazinamide test. Arch Intern Med. 1985；**145**：1200-3.
12) Shichiri M, Itoh H, Iwamoto, H, et al. Renal tubular hypouricemia：evidence for defect of both secretion and reabsorption. Nephron. 1990；**56**：421-6.
13) Dinour D, Gray NK, Campbell S, et al. Homozygous SLC2A9 mutations cause severe renal hypouricemia. J Am Soc Nephrol. 2010；**21**：64-72.
14) Dinour D, Gray NK, Ganon L, et al. Two novel homozygous SLC2A9 mutations cause renal hypouricemia type 2. Nephrol Dial Transplant. 2012；**27**：1035-41.
15) Beck LH. Hypouricemia in the syndrome of inappropriate secretion of antidiuretic hormone. N Engl J Med. 1979；**301**：528-30.

CQ2 腎性低尿酸血症患者において，運動後急性腎障害の予防のために，薬物療法としてキサンチンオキシドレダクターゼ阻害薬は投与されるべきか？

推奨2

腎性低尿酸血症患者において，運動後急性腎障害の予防のために，薬物療法としてキサンチンオキシドレダクターゼ阻害薬を投与するべきかどうかは明確には推奨できない。
ただし，投与により発症や再発を予防できる可能性があることから，特にリスクを持つ患者（既往のある患者や運動選手など）に対しては益と害を十分に勘案し，適応を決めるべきである。

解説

腎性低尿酸血症（RHUC）患者は，運動後急性腎障害（EIAKI）や尿路結石などの合併症を繰り返し発症することがある。予防法として，「日常生活（特に運動前）における飲水を増やす」，「過激な運動は行わないよう制限する」，「非ステロイド性抗炎症薬（NSAIDs）内服時の運動を制限する」などの生活指導を行い，尿路結石予防のために尿アルカリ化薬を使用することもある。EIAKI予防のため運動前にキサンチンオキシドレダクターゼ（XOR）阻害薬（2015年現在，アロプリノール，フェブキソスタット，トピロキソスタットが日本で発売されている）を投与することが提唱されているが，これまでその有効性については不明であった。

尿酸は強い抗酸化作用を持つため，無酸素運動時に産生される活性酸素などが引き起こす腎血管収縮作用を和らげている可能性がある。そのため，RHUC患者にEIAKIが合併する機序として，「RHUC患者では尿酸が低値のため，その抗酸化作用（スカベンジャー作用）が働きにくく，腎血管収縮作用が緩和されにくいことで腎虚血が継続するためである」という仮説が考えられてきた。少数であるが，この仮説の傍証となり得る以下の文献が見られる。

・RHUC患者2名に対して，臨床経過中に腎血流をドップラー法で測定し，腎血行動態の一過性障害を示唆するresistance indexの可逆性が示されている[1]。

・EIAKIを起こしたRHUC患者に造影CTを行い，造影剤の投与後数時間〜数日間にわたり腎臓に楔形に造影剤が残存する画像所見が得られたことから，腎虚血の可能性が推察されている[2]。

・低尿酸血症患者を対象としたものではないが，EIAKIを発症した患者に運動負荷による介入を行い，酸化還元力不均衡の存在が示されている[3]。

XORの酸化酵素型であるキサンチンオキシダーゼ（XO）は，尿酸を合成する代謝過程で同時に活性酸素を産生する。通常，XOR阻害薬は尿酸の合成阻害を目的に尿酸降下薬として使用されているが，同時に活性酸素の産生を抑制することで，RHUC患者における腎血行動態の破綻を緩和することが期待できる。

しかし，EIAKI予防を目的としてRHUC患者にXOR阻害薬を投与することの有用性を検討したエビデンスとなる文献は少なく，いずれも1例報告であった。

・RHUC患者（パキスタン人）1例に対して運動負荷を行ったところ腎機能低下が見られたが，アロプリノール（300mg/日×5日間）を前投薬したところ腎機能低下を抑制し得ることを明らかにした。なお，健常者4例では運動負荷による腎機能低下は見られなかった[4]。

・米国からの報告によると，400m走の選手であるRHUC患者がEIAKIを経験したが，

軽快後にアロプリノール（300mg/日×3日間）を前投薬して再度陸上競技に臨んだところ，EIAKIは再発しなかった[5]。
・運動選手を含む健常者を対象に，運動時のアロプリノール投与により骨格筋ダメージの指標となる血中逸脱酵素（クレアチンキナーゼなど）やミオグロビンなどが減少することを明らかにした[6]。

以上のように，アロプリノールがRHUC患者におけるEIAKIを抑制する可能性に言及した記載はあるものの，日本並びに東アジアにおける検討，ランダム化比較試験を含む介入研究，多数例における検討の報告はいずれも見られない。さらに，投与量や投与期間に関しても，論拠となる報告は見られなかった。

RHUC患者の全員がEIAKIを引き起こすわけではないこと，またXOR阻害薬の投与により有害事象が発生する可能性があることを考えると，RHUC症例全例にEIAKI予防のためのXOR阻害薬を投与することは適切ではない。しかし，少数例ながら，比較的安価な既存薬によりEIAKIという重篤な合併症が予防できたことが報告されており，XOR阻害薬は特にEIAKIのリスクを持つ患者（既往のある患者や運動選手など）にとっては大きな利益をもたらす可能性がある。

なお，高尿酸血症患者などXOR阻害薬を用いる他の疾患と比較して，RHUC患者でXOR阻害薬による有害事象が発生する可能性が高くなるのかどうかについてのエビデンスは見出せなかった。

以上の議論から，「腎性低尿酸血症患者において，運動後急性腎障害の予防のために，薬物療法としてキサンチンオキシドレダクターゼ阻害薬は投与されるべきか？」というクリニカルクエスチョン（CQ）に対するガイドライン作成組織としての結論を「腎性低尿酸血症患者において，運動後急性腎障害の予防のために，薬物療法としてキサンチンオキシドレダクターゼ阻害薬を投与するべきかどうかは明確には推奨できない」とした。「ただし，投与により発症や再発を予防できる可能性があることから，特にリスクを持つ患者（既往のある患者や運動選手など）に対しては益と害を十分に勘案し，適応を決めるべきである」という推奨も提示された。この重要臨床課題については，今後の研究のさらなる進展がまたれる。

文献
1) Saito O, Sugase T, Saito T, et al. Two cases of renal hypouricemia in which dopamine infusion produced a good recovery from exercise-induced acute kidney injury. Clin Nephrol. 2011；76：83-90.
2) 山田 明．【AKIの管理Q&A―救急・集中治療のための質問237―】疾患によるAKI 運動後AKI. 救急・集中治療．2012；24：444-7.
3) 唐澤 環，池住洋平，鈴木俊明，他．運動後急性腎不全の1例における病態に関する検討．日本小児腎臓病学会雑誌．2010；23：96-101.
4) Yeun JY, Hasbargen JA. Renal hypouricemia：prevention of exercise-induced acute renal failure and a review of the literature. Am J Kidney Dis. 1995；25：937-46.
5) Bhasin B, Stiburkova B, De Castro-Pretelt M, et al. Hereditary renal hypouricemia：a new role for allopurinol？ Am J Med. 2014；127：e3-4.
6) Sanchis-Gomar F, Pareja-Galeano H, Perez-Quilis C, et al. Effects of allopurinol on exercise-induced muscle damage：new therapeutic approaches？ Cell Stress Chaperones. 2015；20：3-13.

付録 アスリートの患者より ガイドラインによせて

総合格闘家
DEEP JEWELS アトム級チャンピオン，ONE Championship
V.V Mei/ 山口 芽生

　この度はこのような機会をいただき，ガイドライン作成に携わられた関係者の皆様には大変感謝しております。

　私は現役のプロ総合格闘家として活動しておりますが，数年前の血液検査で尿酸値の異常を伝えられ，遺伝性の腎性低尿酸血症と診断されました。このガイドラインで病気の特徴を詳しく知ることにより，今まで明らかでなかった体調不良の原因が判明し，対処できるようになったことはアスリートとしての人生を大きく左右する重要なことでした。

　腎性低尿酸血症は，日常生活を送る上では問題がないため気づきにくい病気ではありますが，アスリートや身体を動かすことが好きな人にとっては病気についての知識がない場合，危険な事態に陥る可能性があります。私の経験で言いますと，小・中・高校での短距離走やスポーツテストで走った後に吐き気を催すことが幾度もありました。担任の先生方は，急に強度の高い運動をさせてしまったなど，授業のカリキュラムに問題があったと反省しておられましたが，実際には腎臓への負担が原因であった可能性が高いです。また格闘技の試合では減量などで内臓に負担がかかりその後に激しい試合を行うため，試合後に運動後急性腎障害になり激しい嘔吐を繰り返し，2週間ほど食事が摂れない状態が続いたことがありました。

　思い返せば，身体からのメッセージは幾度もあったのですが，腎性低尿酸血症を知らないために正しい対処ができず，繰り返し身体にダメージを与えていました。また，試合後の体調が優れない時に周囲の元気な選手を見ると「自分は試合への準備が完璧ではなかったため，他の選手よりダメージや疲れが多いのではないか」と自分を責めることもありました。しかし，このガイドラインにもあるように腎性低尿酸血症の特徴を知り対応した結果，試合に向けての激しい練習も試合後も，体調を崩すことなく過ごすことができました。

　今後はガイドラインを参考に，例えば医療機関では尿路結石や運動後急性腎障害の予防，また風邪薬や痛み止めなども腎臓への負担が少ないものを処方していただくなどの対応がなされることを祈っております。またスポーツの分野では，患者への適切な運動量や，万が一運動後急性腎障害が発症した際には適切な対処をしていただき，腎障害からくる背部痛や腰痛が筋肉痛や疲労と勘違いされない

付録　アスリートの患者よりガイドラインによせて

よう注意していただきたいです。

　最後に，腎性低尿酸血症の患者の皆さまへ。この病気は体調に気をつけていれば，普段の生活は勿論のこと，スポーツも，マラソンも，格闘技も，何でも楽しめる可能性があると思います。そのためには，日ごろの生活と病気の特徴を知ることが重要だと思います。ガイドラインには，腎性低尿酸血症の特徴として，例えば運動前の予防法や適切な運動強度，運動後のケアなどが記載されております。普段の生活では無症状であるからこそ，注意すべきことを把握し合併症などに気をつけて生活していく必要があると思います。

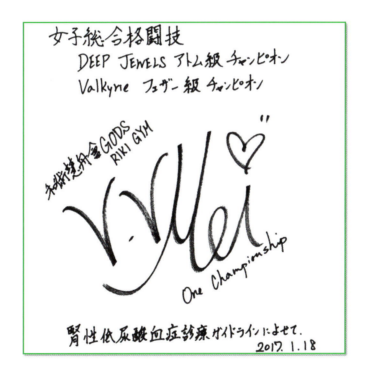

腎性低尿酸血症診療ガイドライン（第1版） 定価 本体2,000円（税別）

2017年4月20日 第1版第1刷発行Ⓒ

監　修　日本痛風・核酸代謝学会
発行者　松岡光明
発行所　株式会社　メディカルレビュー社

〒541-0046　大阪市中央区平野町3-2-8　淀屋橋MIビル
　　　　　　電話/06-6223-1468㈹　振替　大阪6-307302
　　編集部　電話/06-6223-1667　FAX/06-6223-1338
　　　　　　E-mail k-kimura@m-review.co.jp

〒113-0034　東京都文京区湯島3-19-11　湯島ファーストビル
　　　　　　電話/03-3835-3041㈹
　　販売部　電話/03-3835-3049　FAX/03-3835-3075
　　　　　　E-mail sale@m-review.co.jp
　　　　　URL http://www.m-review.co.jp

- 本書に掲載された著作物の複写・複製・転載・翻訳・データベースへの取り込みおよび送信（送信可能化権を含む）・上映・譲渡に関する許諾権は（株）メディカルレビュー社が保有しています。
- JCOPY〈（社）出版社著作権管理機構　委託出版物〉
本誌の無断複写は著作権法上での例外を除き禁じられています。複写される場合は，そのつど事前に，（社）出版社著作権管理機構（電話 03-3513-6969，FAX 03-3513-6979，E-mail：info@jcopy.or.jp）の許諾を得てください。

印刷・製本／大阪書籍印刷株式会社
乱丁・落丁の際はお取り替えいたします。

ISBN978-4-7792-1884-2 C3047